难病奇方系列丛书（第四辑）

身痛逐瘀汤

总主编　巩昌镇　马晓北

编　著　刘　灿　刘　伟

中国医药科技出版社

内 容 提 要

    本书从理论研究、临床应用和实验研究方面阐述身痛逐瘀汤。上篇理论研究，主要讲述身痛逐瘀汤的来源、组成、用法以及历代医家对身痛逐瘀汤的认识等。中篇临床应用，详细讲述了各科疾病和疑难病应用身痛农逐瘀汤的临床经验和病案。下篇实验研究，讲述身痛逐瘀汤中单味药的化学成分、药理作用，并叙述了身痛逐瘀汤全方的药理作用等。全书内容翔实，实用性强，适合广大中医学生、中医临床医生、中医爱好才参考。

图书在版编目（CIP）数据

身痛逐瘀汤/刘灿，刘伟编著. —北京: 中国医药科技出版社，2013.1（2025.1重印）.（难病奇方系列丛书. 第4辑）

ISBN 978 - 7 - 5067 - 5660 - 0

Ⅰ. 身… Ⅱ.①刘…②刘… Ⅲ.①身痛逐瘀汤 - 研究 Ⅳ.①R286

中国版本图书馆 CIP 数据核字（2012）第 218981 号

美术编辑　陈君杞
版式设计　郭小平

出版　**中国医药科技出版社**
地址　北京市海淀区文慧园北路甲 22 号
邮编　100082
电话　发行：010–62227427　邮购：010–62236938
网址　www.cmstp.com
规格　958×650mm $^1/_{16}$
印张　11 $^1/_4$
字数　175 千字
版次　2013 年 1 月第 1 版
印次　2025 年 1 月第 4 次印刷
印刷　北京印刷集团有限责任公司
经销　全国各地新华书店
书号　ISBN 978-7-5067-5660-0
定价　34.00 元
本社图书如存在印装质量问题请与本社联系调换

《难病奇方系列丛书》(第四辑)编委会

总 主 编 巩昌镇 马晓北

副总主编 刘 伟 姜 文

编 委 (按姓氏笔画排序)

王 福	王玉贤	王国为	王国利
王建辉	王莹莹	王景尚	王佳兴
韦 云	古 励	代媛媛	巩昌靖
巩昌镇	刘 伟	刘 灿	刘一凡
刘晓谦	孙 鹏	杜 辉	杨 莉
李宏红	李 楠	吴峻艳	何 萍
何新蓉	余志勇	闵 妍	迟 程
张 硕	张 晨	陈冰俊	陈 红
林伟刚	罗成贵	罗良涛	周庆兵
周劲草	赵玉雪	姜 文	高占华
高 杰	唐代屹	唐 杰	黄 凤

董继鹏　韩　曼　韩淑花　储　芹
路玉滨　薛　媛

分册编著

酸枣仁汤	杜　辉	刘　伟
普济消毒饮	周庆兵	巩昌靖
三仁汤	罗良涛	刘　伟
当归四逆汤	韩　曼	巩昌靖
真武汤	林伟刚	巩昌镇
知柏地黄丸	李　楠	刘　伟
青蒿鳖甲汤	周劲草	姜　文
增液汤	王玉贤	巩昌靖
香砂六君子汤	黄　凤	刘　伟
镇肝熄风汤	唐　杰	姜　文
炙甘草汤	罗成贵	刘　伟
膈下逐瘀汤	王佳兴	刘　伟
生化汤	代媛媛	姜　文
甘露消毒丹	韩淑花	巩昌靖
四逆汤	高占华	巩昌靖
独活寄生汤	闵　妍	刘　伟
右归丸	王景尚	巩昌镇
当归芍药散	王建辉	张　硕
导赤散	王　福	巩昌靖

身痛逐瘀汤	刘　灿	刘　伟
失笑散	陈冰俊	姜　文
半夏泻心汤	董继鹏	刘　伟
左归丸	王国为	巩昌镇
通窍活血汤	余志勇	姜　文
苓桂术甘汤	李宏红	刘　伟
一贯煎	何　萍	巩昌靖
平胃散	韦　云	巩昌靖
少腹逐瘀汤	王莹莹	杨　莉
小建中汤	刘晓谦	姜　文
麻杏石甘汤	张　晨	刘　伟
仙方活命饮	高　杰	赵玉雪

《难病奇方系列丛书》第四辑

前　言

　　《难病奇方系列丛书》新的一辑——第四辑又和大家见面了。

　　中医药是中华文明的一份宝贵遗产。在这份遗产中，中药方剂是一串串夺目璀璨的明珠，而那些百炼千锤、结构严谨、疗效可靠的经典名方则更是奇珍异宝。

　　几千年来，经典方剂跨越时代，帮助中华民族健康生息、祛病延寿。它们并未因时代的变迁而消失，也未因社会的发展而萎谢，更未因西医学的创新而被抛弃。恰恰相反，它们应时而进，历久弥新。一代一代的学者丰富了经典方剂的理论内涵，一代一代的医生扩展了经典方剂的应用外延，面对西医学的飞速发展，经典方剂依然表现出无限的生命力和宽广的适用性。

　　今天，经典方剂又跨越空间，走向世界，帮助全人类防病治病。在加拿大的中医诊所里，摆满了张仲景的《四逆汤》、《金匮肾气丸》，王清任的《血府逐瘀汤》、《少腹逐瘀汤》。走进英国的中医诊所，到处可见宋代《局方》的《四物汤》和《四君子汤》，张介宾的《左归丸》和《右归丸》。在美国的近两万家针灸和中医诊所里，各种各样的中医经典方剂，如《小柴胡汤》、《六味地黄丸》、《补中益气汤》和《逍遥散》等等，都是针灸师、中医师的囊中宝物。经典方剂已经成为世界各国中医临床医生的良师益友。他们学习应用这些方剂，疗效彰显，福至病家。

　　中医方剂的走向世界，也进一步使中医方剂的研究走进了西方的研究机构。中医中药的研究在澳大利亚悉尼大学的中澳中医研究中心已经展开。在英国剑桥大学中医中药实验室里，樊台平教授带领的团队对传统中医复方情有独钟。特别值得一提的是，在美国耶鲁大学医学院的实验室里，郑永齐教授的研究团队把黄芩汤应用到治疗肝癌、胰腺癌、直肠癌等疾病上。这个团队在临床前试验、一期临床试验、二期临床试验、三期临床试验方面步步推进，并对用黄芩汤与传统化疗药物结合以降低化疗药物的毒副作用和提高临床效果进行了周密的研究。这些研究证实了黄芩汤的经典应用，拓广了黄芩汤的现代应用范围，用西医学方法为这一经典方剂填补了一个丰富的注脚。他们十多年的精心临床研究结果广泛发表在美国《临床肿瘤学杂志》、《传统药物杂志》、《色谱学杂志》、《临床大肠癌杂志》、《国际化疗生物学杂志》、《抗癌研究杂志》、《转译医学杂志》、《生物医学进展》、《胰腺杂志》和英国《医学基因组学杂志》等主流医学杂志上。有关黄芩汤的大幅报道甚至出现在美国最主流的报纸《华尔街日报》上。

中国医药科技出版社出版的这套《难病奇方系列丛书》，爬罗剔抉，补苴罅漏，广泛收集了经典方剂的实验研究成果与临床应用经验，是名方奇方的集大成者。

丛书迄今已经出版了三辑，共收四十三个经典方剂。每一经典方剂自成一册，内容包括理论研究、临床应用、实验研究三部分。理论研究部分探讨药方的组成、用法、功效、适应证、应用范围、组方原理及特点、古今医家评述、方剂的现代理论研究。临床应用部分重点介绍现代科学研究者对该方的系统性临床观察以及大量临床医家的医案病例和经验总结。实验研究部分探讨方剂中的每一味中药的现代药理作用，并以此为基础研究该方治疗各系统疾病的作用机制。

沿着同一思路，《难病奇方系列丛书》第四辑继续挖掘先贤始创而在现代临床上仍被广泛使用的经典方剂，并汇有大量临床经验和最新研究成果，以飨中医临床医生、中医研究者、中医学生以及所有的中医爱好者。

美国中医学院儒医研究所

巩昌镇 博士

2012 年秋于美国

下篇　实验研究

上 篇

理论研究

第一节　身痛逐瘀汤的来源

身痛逐瘀汤为《医林改错》著名的五逐瘀汤之一。《医林改错》系清·王清任所著，他不拘泥于前贤古学，勇于创新，重视临床，对中医学理论和临床的发展有重大的贡献。他提出气与血皆为人体生命的源泉，但同时也是致病因素。不论外感内伤，对于人体的损伤，皆伤于气血而非脏腑。气有虚实：实为邪实，虚为正虚；血有亏瘀，亏为失血，瘀为阻滞。他指出瘀血是由于正气虚，推动无力造成的，故血瘀证皆属虚中夹实。故而他倡导"补气活血"和"逐瘀活血"两大法则，这就是他著名的"瘀血说"。

他认为"著书不明脏腑，岂不是痴人说梦；治病不明脏腑，何异于盲子夜行。"于是冲破封建礼教束缚，进行近 30 年的解剖学研究活动，不管是赶赴刑场解剖尸体，还是"以畜较之，遂喂遂杀"的动物解剖实验，他都本着"非欲后人知我亦不避后人罪我"，"惟愿医林中人，……临症有所遵循，不致南辕北辙"的愿望和态度亲力亲为、毫不马虎。

王氏最为擅长活血化（逐）瘀的立法和组方思路。如活血化瘀治法与补气药、清热药、解毒药以及化痰祛痰等药物的配伍方法。其《医林改错》强调："药味要紧，分量更要紧"。指出活血化瘀法是针对瘀血内停，脉络瘀阻，血行失常而采用的以改善血液循环、化除体内瘀滞为基点的一种治法。该法不仅广泛运用于内、外、妇、儿、皮肤、五官、肿瘤、传染等科的多种病证，而且在防治诸多老年病、疑难杂症和许多危重急证中，采用该法或兼夹使用之，常可收到满意或预想不到的效果。梁启超评论"王勋臣……诚中国医界极大胆革命论者，其人之学术，亦饶有科学的精神"。范行准所著《中国医学史略》评价王清任："就他伟大实践精神而言，已觉难能可贵，绝不逊于修制《本草纲目》的李时珍。"

《医林改错》对身痛逐瘀汤论述——"凡肩痛、臂痛、腰疼、腿疼，或周身疼痛，总名曰痹证。明知受风寒，用温热发散药不愈；明知有湿热，用利湿降火药无功。久而肌肉消瘦，议论阴亏，遂用滋阴药，又不效。至此便云病在皮脉，易为为功；病在筋骨，实难见效。因不思风寒湿热入皮肤，何处作痛。入于气管，痛必流走；入于血管，痛不移处。如论虚弱，是因病而致虚，非因虚而致病。总滋阴，外受之邪，归于何处？总逐风寒、祛湿热，已凝之血，更不能活。如水遇风寒，凝结成冰，冰成风寒已散。明此义，治痹证何难。古方颇多，如古方治之不效，用：

身痛逐瘀汤

秦艽一钱　川芎二钱　桃仁三钱　红花三钱　甘草二钱　羌活一钱
没药二钱　当归三钱　灵脂二钱（炒）　香附一钱　牛膝三钱　地龙二钱
（去土），若微热，加苍术、黄柏。若虚弱，量加黄芪一二两。

此方自问世以来，广受推崇，历代医家深入临床，寻经问典，不断
丰富和发展其学术思想，并广泛扩大了其临床应用范围，遍及内、外、
妇、儿诸多学科。西医学对其临床和实验研究也在不断的深入，逐渐系
统化、微观化，以期更有效地、安全地服务临床。

第二节　身痛逐瘀汤的功效与主治

一、全方的功效与主治

[组成] 秦艽一钱、川芎二钱、桃仁三钱、红花三钱、甘草二钱、羌
活一钱、没药二钱、当归三钱、灵脂二钱、香附一钱、牛膝三钱、地龙二钱
（去土），若微热，加苍术、黄柏；若虚弱，量加黄芪一二两。

[用法] 水煎服，每天 1 剂，分 2 次服，服用时宜滴一些生姜汁。

[功效] 活血行气，祛瘀通络，通痹止痛。

[主治] 痹证诸痛，包括气血痹阻经络所致肩痛、臂痛、腰痛，或
周身疼痛等等，日久不愈，舌紫暗，或有瘀斑，脉涩弦者。

[方义] 此治瘀凝脉络，气血不能营养四肢百骸，风湿因而乘之法
也。方从桃红四物脱胎，取其养血活血，所谓"治风先治血，血行风自
灭"。去地黄、白芍者，以阴柔壅滞为虑也；加没药、五灵脂，破瘀活
血，利于气血之周流也；秦艽、羌活祛风而胜湿；牛膝、地龙通经络而
利关节。以其标本兼顾，有制有节，亦法之善者也。当归、川芎、桃
仁、红花活血化瘀；没药、五灵脂化瘀止痛；秦艽、羌活、地龙祛风胜
湿通络以利关节；牛膝益肝肾，引血下行；香附疏肝理气，调经止痛；
甘草调和诸药。故全方可达行气活血，祛瘀通络，益肾除风，通痹止痛
之功。另外，因没药煎后味秽、汁浓，易引起反胃，故服用时宜滴一些
生姜汁，以辟秽止呕和胃。

[加减] 若痹证疼痛剧烈，痛有定处如针刺，肌肤青紫，脉象迟
涩，舌质青紫或有瘀点等有瘀血证者，用此方确有疗效。若关节红肿热
痛，身体重浊，舌苔厚腻等湿热偏重者，可于方中加苍术、黄柏以清热
燥湿；若病久气虚，症见面色㿠白，头晕耳鸣，心悸气短，动则汗出，
语声低微，倦怠乏力等，可于方中加黄芪一二两以扶正气（《医林改错
注释》）。

［方歌］

身痛逐瘀膝地龙，羌秦香附草归芎，

黄芪苍柏量加减，要紧五灵桃没红。

二、方中药物的功效与主治

此方中以当归、川芎、桃仁、红花为基础药物，均有活血祛瘀止痛之功，再配以通络宣痹止痛之秦艽、羌活、地龙等，是为合而化瘀通络，行痹止痛。

1. 当归　为伞形科植物当归的干燥根。也称秦归、云归、西当归、岷当归。尤以甘肃岷县当归品质最佳，有"中国当归城"之称。秋末采挖，除去须根及泥沙，待水分稍蒸发后，捆成小把，上棚，用烟火慢慢熏干。

［性味归经］甘、辛，温。归肝、心、脾经。

［功效］补血活血，调经止痛，润肠通便。

［临床应用］

（1）用于心肝血虚，面色萎黄，眩晕心悸等。当归甘温质润，为补血要药。常配熟地、白芍等同用，如四物汤。若气血两虚者，常与黄芪、人参等同用，如当归补血汤、人参养营汤等。

（2）用于血虚或血虚而兼有瘀滞的月经不调、痛经、闭经等症。当归既能补血、活血，又能调经，为妇科要药。如上述诸证，因气滞血瘀者，常配香附、桃仁、红花；因寒凝者，常配肉桂、艾叶；因偏血热者，则常配赤芍、牡丹皮等。

（3）用于血虚，血滞而兼有寒凝，以及跌打损伤，风湿痹阻的疼痛证。当归补血活血，又兼能散寒止疼，故可随证配伍应用。如治血滞兼寒的头疼，常配川芎、白芷等；气血瘀滞的胸痛、胁痛，常配郁金、香附等；治虚寒腹痛，常配桂枝、白芍等；治血痢腹痛，常配黄芩、黄连、木香等。现代研究用于冠心病心绞痛、血栓闭塞性脉管炎等，亦取得一定疗效。

（4）用于痈疽疮疡。当归既能活血消肿止痛，又能补血生肌，故亦为外科所常用。用于疮疡初期，常配连翘、金银花、炮山甲等，以消肿止痛；用于痈疽后期，气血亏虚，常配人参、黄芪、熟地以补血生肌。

（5）用于血虚肠燥便秘。能养血润肠通便，常配火麻仁、肉苁蓉等同用。

此外，还能治久咳气喘。如《鲁般经后录》观音救世散，以之配人参、罂粟壳、甘草等，谓"治嗽如神"。近代亦有单用5%当归注射液注入肺俞等穴位，治疗慢性支气管炎等。

［用法用量］煎服，5～15g。一般生用，为加强活血则酒炒用。又通常补血宜当归身；破血宜当归尾；止血宜当归炭；和血（补血活血）用全当归。

［使用注意］

（1）用量过大　口服常规用量的当归煎剂、散剂偶有疲倦、嗜睡等反应，停药后可消失。当归挥发油穴位注射可使病人出现发热、头痛、口干、恶心等反应，可自行缓解。大剂量给药，可使实验动物血压下降，剂量再加大则血压骤降，呼吸停止。当归乙醚提出物毒性较强，少量即可造成实验动物死亡。临床使用当归不可过量，服药后也应注意有无不良反应。

（2）过敏反应　有报道复方当归注射液穴位注射引起过敏性休克。

（3）用药不当　当归辛香走窜，月经过多、有出血倾向、阴虚内热、大便溏泄者均不宜服用。用药不当会加重出血、腹泻等症状。

（4）热盛出血患者禁服，湿盛中满及大便溏泄者慎服。

（5）《本草经集注》：恶䕡茹。畏菖蒲、海藻、牡蒙。《药性论》恶热面。《本草蒙筌》：当归甚滑，大便泻者须忌。《雷公炮制药性解》：风邪初旺及气郁者，宜少用之。《本草经疏》：肠胃薄弱，泄泻溏薄及一切脾胃病恶食，不思食及食不消，并禁用之，即在产后胎前亦不得入。《本草正》：凡阴中火盛者，当归能动血，亦非所宜。《本草汇言》：风寒未消，恶寒发热，表证外见者，禁用之。《药笼小品》：不宜于多痰、邪热、火嗽诸证。

［各家论述］

（1）《本经》："主咳逆上气……妇人漏下，绝子，诸恶疮疡、金疮。"

（2）《注解伤寒论》："脉者血之府，诸血皆属心，凡通脉者必先补心益血，故张仲景治手足厥寒，脉细欲绝者，用当归之苦温以助心血。"

（3）《主治秘诀》云："当归，其用有三：心经本药一也，和血二也，治诸病夜甚三也。治上、治外，须以酒浸，可以溃坚，凡血受病须用之。眼痛不可忍者，以黄连、当归根酒浸煎服。"又云："血壅而不流则痛，当归身辛温以散之，使气血各有所归。"

（4）李杲：当归头止血而上行；身养血而中守；梢破血而下流；全活血而不走。

（5）《汤液本草》："当归，入手少阴，以其心主血也；入足太阴，以其脾裹血也；入足厥阴，以其肝藏血也。头能破血，身能养血，尾能行血，用者不分，不如不使。若全用，在参、芪皆能补血；在牵牛、大黄，皆能破血，佐使定分，用者当知。从桂、附、茱萸则热；从大黄、芒硝则寒。惟酒蒸当归，又治头痛，以其诸头痛皆属木，故以血药主之。"

(6)《韩氏医通》："当归主血分之病，川产力刚可攻，秦产力柔宜补。凡用本病宜酒制，而痰独以姜汁浸透，导血归源之理，熟地黄亦然。血虚以人参、石脂为佐，血热配以生地黄、姜黄、条芩，不绝生化之源；血积配以大黄，妇人形肥，血化为痰，二味姜浸，佐以利水药。要之，血药不容舍当归，故古方四物汤以为君，芍药为臣，地黄分生熟为佐，川芎为使，可谓典要云。"

(7)《本草汇编》："当归治头痛，酒煮服，取其清浮而上也。治心痛，酒调末服，取其浊而半沉半浮也。治小便出血，用酒煎服，取其沉入下极也，自有高低之分如此。王海藏言，当归血药，如何治胸中咳逆上气，按当归其味辛散，乃血中气药也，况咳逆上气，有阴虚阳无所附者，故用血药补阴，则血和而气降矣。"

(8)《本草汇言》："诸病夜甚者，血病也，宜用之，诸病虚冷者，阳无所附也，宜用之。温疟寒热，不在皮肤外肌肉内，而在皮肤中，观夫皮肤之中，营气之所会也，温疟延久，营气中虚，寒热交争，汗出洗洗，用血药养营，则营和而与卫调矣，营卫和调，何温疟之不可止乎。"

(9)《本草正》："当归，其味甘而重，故专能补血，其气轻而辛，故又能行血，补中有动，行中有补，诚血中之气药，亦血中之圣药也。大约佐之以补则补，故能养营养血，补气生精，安五脏，强形体，益神志，凡有形虚损之病，无所不宜。佐之以攻则通，故能祛痛通便，利筋骨，治拘挛、瘫痪、躁、涩等证。营虚而表不解者，佐以柴、葛、麻、桂等剂，大能散表卫热，而表不敛者，佐以大黄之类，又能固表。惟其气辛而动，故欲其静者当避之，性滑善行，大便不固者当避之。凡阴中火盛者，当归能动血，亦非所宜，阴中阳虚者，当归能养血，乃不可少。若血滞而为痢者，正所当用，其要在动、滑两字；若妇人经期血滞，临产催生，及产后儿枕作痛，具当以此为君。"

(10)《本草正义》："归身主守，补固有功，归尾主通，逐瘀自验，而归头秉上行之性，便血溺血，崩中淋带等之阴随阳陷者，升之固宜，若吐血衄血之气火升浮者，助以温升，岂不为虎添翼？是止血二字之所当因症而施，固不可拘守其止之一字而误谓其无所不可也。且凡失血之症，气火冲激，扰动血络，而循行不守故道者，实居多数，当归之气味俱厚，行则有余，守则不足。"

2. 川芎　为伞形科植物川芎的干燥根茎。夏季当茎上的节盘显著突出，并略带紫色时采挖，除去泥沙，晒后炕干，再去须根。

[性味归经] 辛，温。归肝、胆、心包经。

[功效] 活血行气，祛风止痛。

[临床应用]

（1）用于气滞血瘀的痛证。本品辛散温通，既能活血，又能行气，为"血中气药"，能"下调经水，中开郁结"。治妇女月经不调、痛经、产后瘀滞腹痛等。为妇科活血调经之要药，常配当归、桃仁、香附等同用；若瘀血经闭、痛经，配赤芍、桃仁等，如血府逐瘀汤；若寒凝血瘀者，配桂心、当归等，如《妇人良方》温经汤。近代以川芎及川芎为主的复方治冠心病心绞痛，有较好疗效。此外，伤科之跌打损伤，外科之疮疡痈肿，亦可用之。

（2）用于头痛，风湿痹痛。本品辛温升散，能"上行头目"，祛风止痛。治头痛，无论风寒、风湿、血虚、血瘀，均可随证配伍用之。前人有"头痛不离川芎"之说。治风湿痹证，肢体疼痛麻木，本品能"旁通络脉"祛风活血止痛。常配独活、桂枝、防风等祛风湿通络药同用。近代临床还以川芎注射液静脉滴注，治急性缺血性脑血管病；以川芎嗪静脉滴注治脑外伤综合征；以川芎配荜茇制成颅痛宁治三叉神经痛及血管性头痛、坐骨神经痛、末梢神经炎等。

[用法用量] 煎服，3～10g，或入丸、散。外用：研末撒或调敷。

[使用注意] 阴虚火旺，上盛下虚及气弱之人忌服。

（1）《本草经集注》："白芷为之使。恶黄连。"

（2）《品汇精要》："久服则走散真气。"

（3）《本草蒙筌》："恶黄芪、山茱萸、狼毒。畏硝石、滑石、黄连。反藜芦。"

（4）《本草经疏》："凡病人上盛下虚，虚火炎上，呕吐咳嗽，自汗、易汗、盗汗，咽干口燥，发热作渴烦躁，法并忌之。"

（5）《本草从新》："气升痰喘不宜用。"

（6）《得配本草》："火剧中满，脾虚食少，火郁头痛皆禁用。"

[各家论述]

（1）川芎茶调散（《局方》）：治诸风上攻，头目昏重，偏正头痛，鼻塞声重，伤风壮热，肢体烦疼，肌肉蠕动，膈热痰盛，妇人血风攻疰，太阳穴疼，及感风气：薄荷叶（不见火）八两，川芎、荆芥（去梗）各四两，香附子（炒）八两（别本作细辛去芦一两），防风（去芦）一两半，白芷、羌活、甘草（爁）各二两；上药为细末，每服一钱，食后茶清调下，常服头目清。

（2）《斗门方》：治偏头疼，京芎细锉，酒浸服之。

（3）川芎丸（《宣明论方》）：治首风旋晕，眩急，外合阳气，风寒相搏，胃膈痰饮，偏正头疼，身拘倦：川芎一斤，天麻四两。上为末，炼蜜为丸，每两作十丸。每服一丸，细嚼，茶酒下，食后。

（4）《简便单方》：治风热头痛，川芎一钱，茶叶二钱。水一钟，煎五分，食前热服。

（5）胶艾汤（《金匮要略》）：治妊娠腹中痛（胞阻），芎劳二两，阿胶二两，甘草二两，艾叶三两，当归三两，芍药四两，干地黄六两。右七味以水五升，清酒三升合煮，取三升，去渣，纳胶令消尽，温服一升，日三服，不瘥，更作。

（6）佛手歌（《本事方》）：治妇人妊孕五七月，因事筑磕著胎，或子死腹中，恶露下，疼痛不止，口噤欲，用此药探之，若不损则痛止，子母俱安，若胎损立便逐下：当归六两（洗，去，切，焙干，秤）、川芎四两（洗）。上粗末，每服二钱，水一小盏，煎令泣泣干，酒一大盏，止一沸，去渣，温服，口噤灌之，如人行五七里再进，不过三服便生。

（7）《奇方类编》：治产后血晕：当归一两，川芎五钱，荆芥穗（炒黑）二钱。水煎服。

（8）川芎散（《卫生家宝方》）：治产后心腹痛：川芎（洗，锉）、桂心（不见火，锉）、木香（锉，怀干）、当归（去芦须，洗，锉，焙）、桃仁（去皮、尖并双仁，炒黄）各一两。上为细末。每服一钱，热酒调下，如不欲饮酒，即用水一盏，药末二钱，煎至七分，带热服。

（9）生化汤（《傅青主男女科》）治新产块痛：当归八钱，川芎三钱，桃仁十四粒（去皮、尖，研），黑姜五分，炙草五分，用黄酒、童便各半煎服。

（10）《全幼心鉴》：治小儿脑热，好闭目，太阳痛或目赤肿痛：川芎、薄荷、朴硝各二钱，为末，以少许吹鼻中。

3. 桃仁　为蔷薇科植物桃或山桃的干燥成熟种子。果实成熟后采收，除去果肉及核壳，取出种子，晒干。

[性味归经] 苦、甘，平。有小毒。归心、肝、大肠经。

[功效] 活血祛瘀，润肠通便。

[临床应用]

（1）用于多种瘀血证，如闭经、痛经、产后瘀滞腹痛，癥瘕及跌打损伤等。本品味苦而入心肝血分，善泄血滞，祛瘀力较强，又称破血药。治血瘀经闭、痛经，常配红花、当归、川芎等同用，如桃花红四物汤；治产后瘀滞腹痛，常配炮姜、川芎等，如生化汤；治癥积痞块，配桂枝、牡丹皮、赤芍等，如桂枝茯苓丸；或配三棱、莪术等；若体内瘀血较重，需破血下瘀者，可配大黄、芒硝、桂枝同用，如桃核承气汤。近代有用桃仁提取的苦扁桃仁苷注射液滴治肝脾肿大，有明显缩小作用，对脾脏缩小尤为明显。治跌打损伤，瘀肿疼痛，常配当归、红花、大黄等，如复原活血汤。

（2）用于肠燥便秘。本品为种仁，含油脂，能润燥滑肠，常配当归、火麻仁等同用，如《脾胃论》润肠丸。

（3）用于肺痈、肠痈。桃仁善泄血分之壅滞，痈之成者，热毒壅聚、气滞血瘀所致。本品常配清热药同用，以清热解毒，活血消痈。治肺痈，配苇茎汤；治肠痈，配大黄、牡丹皮，如大黄丹皮汤，亦可配大血藤、败酱草、冬瓜仁等同用。

此外，本品还可用治咳嗽气喘，有止咳平喘作用，常配杏仁等同用。

［用法用量］煎服，5～10g，宜捣碎入煎。

［使用注意］孕妇忌服。

（1）《医学入门》：血燥虚者慎之。

（2）《本草经疏》：凡经闭不通由于血枯，而不由于瘀滞；产后腹痛由于血虚，而不由于留血结块；大便不通由于津液不足，而不由于血燥秘结，法并忌之。

［各家论述］

（1）成无己：肝者血之源，血聚则肝气燥，肝苦急，急食甘以缓之。桃仁之甘以缓肝散血，故张仲景抵当汤用之，以治伤寒八九日，内有蓄血，发热如狂，小腹满痛，小便自利者。又有当汗失汗，热毒深入，吐血及血结胸，烦躁谵语者，亦以此汤主之。与虻虫、水蛭、大黄同用。

（2）《用药心法》：桃仁，苦以泄滞血，甘以生新血，故凝血须用。又去血中之热。

（3）《本草纲目》：桃仁行血，宜连皮尖生用；润燥活血，宜汤浸去皮尖炒黄用，或麦麸同炒，或烧存性，各随本方。

（4）《本草经疏》：夫血者阴也，有形者也，周流夫一身者也，一有凝滞则为癥瘕，瘀血血闭，或妇人月水不通，或击扑损伤积血，及心下宿血坚痛，皆从足厥阴受病，以其为藏血之脏也。桃核仁苦能泄滞，辛能散结，甘温通行而缓肝，故主如上等证也。心下宿血去则气自下，咳逆自止。味苦而辛，故又能杀小虫也。桃仁性善破血，散而不收，泻而无补，过用之，及用之不得其当，能使血下不止，损伤真阴。

（5）《药品化义》：桃仁，味苦能泻血热，体润能滋肠燥。若连皮研碎多用，走肝经，主破蓄血，逐月水，及遍身疼痛，四肢麻痹，左半身不遂，左足痛甚者，以其舒经活血行血，有去瘀生新之功，若去皮捣烂少用，入大肠，治血枯便闭，血燥便难，以其濡润凉血和血，有开结通滞之力。

（6）《本经逢原》：桃仁，为血瘀血闭之专药。苦以泄滞血，甘以生新血。毕竟破血之功居多，观《本经》主治可知。仲景桃核承气、抵当汤，皆取破血之用。又治热入血室，瘀积癥瘕，经闭，疟母，心腹痛，大肠秘结，亦取散肝经之血结。熬香治颓疝痛痒，《千金》法也。

（7）《本草思辨录》：桃仁，主攻瘀血而为肝药，兼疏肤腠之瘀。惟其为肝药，故桃核承气汤、抵当汤、抵当丸治在少腹，鳖甲煎丸治在胁下，大黄牡丹汤治在大肠，桂枝茯苓丸治在癥痼，下瘀血汤治在脐下。惟其兼疏肤腠之瘀，故大黄䗪虫丸治肌肤甲错，《千金》苇茎汤治胸中甲错，王海藏以桂枝红花汤加海蛤、桃仁治妇人血结胸，桃仁之用尽于是矣。

4. 红花　为菊科植物红花的管状花，有草红、刺红花、杜红花等别名，产于浙江宁波者，质佳。全国各地均有栽培，夏季花橙红时采摘，阴干、晒干或烘干。

［性味归经］辛，温。归心、肝经。

［功效］活血通经，散瘀止痛。

［临床应用］

（1）用于血滞经闭，痛经，产后瘀滞腹痛等证。本品辛散温通，专入血分，功能活血祛瘀通条经脉。常配桃仁、当归、川芎等相须为用。治经闭，配当归、莪术、肉桂等同用，如膈下逐瘀汤；治痛经，可配赤芍、延胡索、香附等，以理气活血止痛。亦可单用，如《金匮要略》红蓝花酒，治腹中血气刺痛。

（2）用于癥瘕积聚，心腹瘀痛及跌打损伤，瘀滞肿痛，配苏木、乳香、没药等；或用红花酊、红花油涂擦；治心脉瘀阻、胸痹心痛，配桂枝、瓜蒌、丹参等；近代有单用本品，以片剂或注射剂治疗冠心病，对缓解心绞痛及改善心电图有一定疗效；以红花注射液静脉滴注，治脑血栓及血栓闭塞性脉管炎也可配当归、乳香、没药等同用。

（3）用于斑疹色暗，热瘀血郁者，取本品活血化斑之功，以番红花为优，因其性凉有凉血解毒之功。常配当归、紫草、大青叶等以活血凉血，泄热解毒。如《麻科活人书》当归红花饮。近代有以红花注射液肌内注射，治多形性红斑者。

［用法用量］内服：煎汤，3～10g。养血和血宜少用；活血祛瘀宜多用。

［使用注意］孕妇慎用。

［各家论述］

（1）《唐本草》：治口噤不语，血结，产后诸疾。

（2）《开宝本草》：主产后血运口噤，腹内恶血不尽、绞痛，胎死腹中，并酒煮服。亦主蛊毒下血。

（3）《本草蒙筌》：喉痹噎塞不通，捣汁咽。

（4）《本草纲目》：活血，润燥，止痛，散肿，通经。

（5）《本草正》：达痘疮血热难出，散斑疹血滞不消。

（6）《本草再新》：利水消肿，安生胎，堕死胎。

（7）《本草衍义补遗》：红花，破留血，养血。多用则破血，少用则养血。

（8）《本草经疏》：红蓝花，乃行血之要药。其主产后血晕口噤者，缘恶血不下，逆上冲心，故神昏而晕及口噤，入心入肝，使恶血下行，则晕与口噤自止。腹内绞痛，由于恶血不尽，胎死腹中，非行血活血则不下；瘀行则血活，故能止绞痛，下死胎也。红蓝花本行血之药也，血晕解、留滞行，即止，过用能使血行不止而毙。

（9）《本草汇言》：红花，破血、行血、和血、调血之药也。主胎产百病因血为患，或血烦血晕，神昏不语；或恶露抢心，脐腹绞痛；或沥浆难生；或胞衣不落，子死腹中，是皆临产诸证，非红花不能治。若产后血晕、口噤指搦；或邪入血室，谵语发狂；或血闷内胀，僵仆如死，是皆产后诸证，非红花不能定。凡如经闭不通而寒热交作，或过期腹痛而紫黑淋漓，或跌扑损伤而气血瘀积，或疮疡痛痒而肿溃不安，是皆气血。

（10）《药品化义》：红花，善通利经脉，为血中气药，能泻而又能补，各有妙义。若多用三四钱，则过于辛温，使血走散。同苏木逐瘀血，合肉桂通经闭，佐归、芍治遍身或胸腹血气刺痛，此其行导而活血也。若少用七八分，以疏肝气，以助血海，大补血虚，此其调畅而和血也；若止用二三分，入心以配心血，解散心经邪火，令血调和，此其滋养而生血也；分量多寡之义，岂浅鲜哉。不和之证，非红花不能调。

5. 秦艽　龙胆科植物秦艽、麻黄秦艽、粗茎秦艽或小秦艽的干燥根。有麻花艽、小秦艽、大艽、西大艽、左扭、左拧、西秦艽、左秦艽、萝卜艽、辫子艽等别名。春秋二季采挖，除去泥沙；秦艽及麻花艽晒软，堆置"发汗"至表面呈红黄色或灰黄色时，摊开晒干，或不经"发汗"直接晒干；小秦艽趁鲜时搓去黑皮，晒干。

[性味归经] 苦、辛，平。归胃、肝、胆经。

[功效] 祛风湿，止痹痛，退黄胆，除虚热。

[临床应用]

（1）用于风湿痹痛，筋脉拘挛及手足不遂者。本品能祛风湿、舒筋络，常用于风湿痹痛、关节拘挛、手足不遂等证。本品药性润而不燥，无论寒湿、湿热、痹证新久，皆可应用。在配伍方面常与防风、羌活、独活、桑枝等同用。此外，本品味辛能散，祛风止痛，能治风湿痹痛，及外邪肢体酸痛，味苦能泄，清除虚热，能治骨蒸潮热以及小儿疳热诸证。虽为辛散之药，而性平质润，乃风中润剂也。还常与祛风解表药同用，治疗表证肢体酸痛之证。

（2）用于湿热黄疸。本品能清利湿热退黄疸，故可治疗湿热黄疸，常与茵陈、茯苓、泽泻等配伍。

（3）用于骨蒸潮热。本品又能退除虚热，治疗骨蒸潮热，常与鳖甲、知母、地骨皮等配伍，亦可单用，如《海上集验方》即单用治黄疸。

[用量用法] 煎服，5~10g。大剂量可用至30g。

[使用注意] 久痛虚羸，溲多、便滑者忌服。

（1）《本草经集注》：菖蒲为之使。

（2）《药性论》：畏牛乳。

（3）《本草经疏》：下部虚寒人，及小便不禁者勿服。

（4）《本草汇言》：凡病阴虚血燥，精竭髓衰之证，非配大剂滋养药不可。

（5）《本草从新》：大便滑者忌用。

[各家论述]

（1）《本经》：主寒热邪气，寒湿风痹，肢节痛，下水，利小便。

（2）《别录》：疗风，无问久新；通身挛急。

（3）《药性论》：利大小便，瘥五种黄病，解酒毒，去头风。

（4）《四声本草》：疗酒黄，黄疸。

（5）《日华子本草》：主骨蒸，治疳及时气。

（6）《珍珠囊》：去阳明经风湿痹，仍治口疮毒。

（7）《医学启源》：治口噤，肠风泻血。

（8）王好古：泄热，益胆气。

（9）《本草纲目》：治胃热，虚劳发热。

（10）《本草正》：解温疫热毒，骨蒸发热，潮热烦渴及妇人胎热，小儿疳热瘦弱。

6. 羌活   为伞形科植物羌活的干燥根茎和根。有蚕羌、竹节羌、大头羌、狗引子花、曲药春等别名。春秋二季采挖，除去须根及泥沙，晒干。

［性味归经］辛、苦，温。归膀胱、肾经。

［功效］散寒，祛风，除湿，止痛。

［临床应用］

（1）用于风寒感冒，头痛身疼。本品辛温，气雄而散，发表力强，主散太阳经风邪及寒湿之邪，有散寒祛风、胜湿止痛之功，故善治风寒湿邪袭表、恶寒发热、肌表无汗、头痛项强、肢体酸痛者，常与防风、细辛、苍术、川芎等药同用，如九味羌活汤；若寒湿偏重，头痛身重者，可配伍独活、藁本、川芎等药，如羌活胜湿汤。

（2）用于风寒湿痹，肩臂疼痛。本品辛散祛风，味苦燥湿，胜湿散寒，能去除风寒湿邪，通利关节而止痛，且作用部位偏上，故善治腰以上风寒湿痹，尤以肩背肢节疼痛者佳，多伍防风、姜黄、当归等药同用。

［用法用量］煎服，3～9g。

［使用注意］血虚痹痛忌服。

《本草经疏》：血虚头痛及遍身疼痛骨痛因而带寒热者，此属内证，误用反致作剧。

［各家论述］

（1）《唐本草》：疗风宜用独活，兼水宜用羌活。

（2）《医学启源》：羌活，治肢节疼痛，手足太阳本经风药也。加川芎治足太阳、少阴头痛、透关利节，又治风湿。《主治秘诀》云：其用有五：手足太阳引经，一也；风湿相兼，二也；去肢节痛，三也；除痈疽败血，四也；治风湿头痛，五也。

（3）《本草纲目》：羌活、独活，皆能逐风胜湿，透关利节，但气有刚劣不同尔。

（4）《雷公炮制药性解》：羌活气清属阳，善行气分，舒而不敛，升而能沉，雄而善散，可发表邪，故入手太阳小肠经。足太阳膀胱以理游风，其功用与独活虽若不同，实互相表里。

（5）《本草汇言》：羌活功能条达肢体，通畅血脉，攻彻邪气，发散风寒风湿。故疡证以之能排脓托毒，发溃生肌；目证以之治羞明隐涩，肿痛难开；风证以之治痿、痉，癫痫，麻痹厥逆。盖其体轻而不重，气清而不浊，味辛而能散，性行而不止，故上行于头，下行于足，遍达肢体，以清气分之邪也。

（6）《本经逢原》：羌活乃去乱反正之主帅，风能胜湿，故羌活能治水湿，与芎劳同用，治太阳、厥阴头痛，发汗散表，透关利节，非时感冒之仙药也。昔人治劳力感寒，于补中益气汤中用之，深得补中寓泻之意。

（7）《本草正义》：羌、独二活，古皆不分，《本经》且谓独活一名羌活，所以《本经》、《别录》，只有独活而无羌活。李氏《本草纲目》尚沿其旧。然二者形色既异，气味亦有浓淡之殊，虽皆以气胜，以疏导血气为用。通利机关，宣行脉络，其功若一。而羌活上气尤胜，则能直上顶巅，横行支臂，以尽其搜风通痹之职，而独活只能通行胸腹腰膝耳。颐之师门，恒以羌活专主上部之风寒湿邪，显与独活之专主身半以下者截然分用，其功尤捷，而外疡之一切风湿寒邪，着于肌肉筋骨者亦分别身半以上，身半以下，而以羌、独各为主治。若在腰脊背膂之部，或肢节牵挛，手足上下绞痛，则竟合而用之，宣通络脉，更能神应，固不仅内科着痹，应手辄效，而外科之风寒湿斜，亦莫不投剂立验。又按羌活本含辛温之质，其治疗宜于风寒风湿，而独活不宜于湿热，以湿邪化热，即为温病，似无再用辛温之理，然此惟内科证治为然，若外疡之属于湿热者，苟肿势延蔓，引及骨节筋肉伸缩不利，非以羌、独之善走宣通为治，则效力必缓，故虽热病，亦不避用，但仅以为向导而任佐使之职，则分量甚轻，其主任之君药，固犹是理湿清热之正剂，此亦发表不远热之大旨，非抱薪救火者所得以为借口也。

（8）《药性论》：治贼风、失音不语，多痒血癞，手足不遂，口面㖞斜，遍身顽痹。

（9）《日华子本草》：治一切风并气，筋骨拳挛，四肢羸劣，头眩眼目赤疼及伏梁水气，五劳七伤，虚损冷气，骨节酸疼，通利五脏。

（10）《珍珠囊》：太阳经头痛，去诸骨节疼痛，亦能温胆。

（11）《品汇精要》：主遍身百节疼痛，肌表入风贼邪，除新旧风湿，排腐肉疽疮。

（12）《本草备要》：泻肝气，搜肝风，治风湿相搏，本经（太阳）头痛，督脉为病，脊强而厥，刚痉柔痉，中风不语，头眩目赤。

（13）《会约医镜》：治邪闭憎寒，壮热无汗。

7. 牛膝 为苋科植物牛膝（怀牛膝）和川牛膝的干燥根。前者主产河南，后者主产四川、贵州、云南等地。冬季采挖，洗净，晒干生用或酒炙用。

[性味归经] 苦、酸，平。归肝、肾经。

[功效] 补肝肾，强筋骨，活血通经，引血（火）下行，利尿通淋。

[临床应用]

（1）用于妇人血瘀诸证或跌打损伤，每与当归、赤芍、桃仁、红花等同用，本品性善下行，以增活血去瘀之效。

（2）用于肝肾不足，腰腿酸痛，软弱无力者。本品制用能补肝肾，强筋骨，尤以怀牛膝为佳。常与杜仲、续断、桑寄生等配伍，以增强补肝肾强筋骨作用。

（3）用于血热妄行而致吐血、衄血、头痛者，本品苦泄下行能引火（血）下行，以降上炎之火。可与栀子、白茅根、小蓟等配伍，以增强凉血止血之功。

（4）用于小便不利、淋漓涩痛、尿血等症，本品性善下行，能利尿通淋。可与滑石、海金沙、石韦等配伍。

[用法用量] 内服：煎汤，5～15g；或浸酒；或入丸、散。外用：适量，捣敷；捣汁滴鼻；或研末撒入牙缝。

[使用注意] 凡中气下陷，脾虚泄泻，下元不固，梦遗失精，月经过多及孕妇均忌服。

（1）《得配本草》：中气不足，小便自利，俱禁用。

（2）《品汇精要》：妊妇不可服。

（3）《本草经疏》：经闭未久，疑似有娠者勿用；上焦药中勿入；血崩不止者忌之。

（4）《本草通玄》：梦遗失精者，在所当禁。

（5）《本草正》：脏寒便滑，下元不固者当忌用之。

（6）《药品化义》：若泻痢脾虚而腿膝酸痛不宜用。

[各家论述]

（1）《本经》：主寒湿痿痹，四肢拘挛，膝痛不可屈，逐血气，伤热火烂，堕胎。

（2）《别录》：疗伤中少气，男肾阴消，老人失溺，补中续绝，填骨髓，除脑中痛及腰脊痛，妇人月水不通，血结，益精，利阴气，止发白。

（3）《药性论》：治阴痿，补肾填精，逐恶血流结，助十二经脉。

（4）《日华子本草》：治腰膝软怯冷弱，破癥结，排脓止痛，产后心腹痛并血运，落胎，壮阳。

（5）《本草衍义》：与苁蓉浸酒服，益肾；竹木刺入肉，捣烂罨之，即出。

（6）张元素：强筋。

（7）《本草衍义补遗》：能引诸药下行。

（8）《滇南本草》：止筋骨疼，强筋舒筋，止腰膝酸麻，破瘀坠胎，散结核，攻瘰疬，退痈疽、疥癞、血风、牛皮癣、脓窠。

（9）《本草纲目》：治久疟寒热，五淋尿血，茎中痛，下痢，喉痹，口疮，齿痛，痈肿恶疮，伤折。

（10）《本草正》：主手足血热痿痹，血燥拘挛，通膀胱涩秘，大肠干结，补髓填精，益阴活血。

（11）《本草备要》：酒蒸则益肝肾，强筋骨，治腰膝骨痛，足痿筋挛，阴痿失溺，久疟，下痢，伤中少气，生用则散恶血，破癥结，治心腹诸痛，淋痛尿血，经闭难产，喉痹齿痛，痈疽恶疮。

（12）朱震亨：牛膝，能引诸药下行，筋骨痛风在下者，宜加用之。

（13）《本草纲目》：牛膝所主之病，大抵得酒则能补肝肾，生用则能去恶血，二者而已。其治腰膝骨痛、足痿、阴消、失溺、久疟、伤中少气诸病，非取其补肝肾之功欤？其治癥瘕、心腹诸痛、痈肿恶疮、金疮折伤、喉齿淋痛、尿血、经候胎产诸病，非取其去恶血之功欤？

（14）《本草经疏》：牛膝，走而能补，性善下行，故入肝肾。主寒湿痿痹，四肢拘挛、膝痛不可屈伸者，肝脾肾虚，则寒湿之邪客之而成痹，及病四肢拘挛，膝痛不可屈伸。此药性走而下行，其能逐寒湿而除痹也必矣。盖补肝则筋舒，下行则理膝，行血则痛止。逐血气，犹云能通气滞血凝也。详药性，气当作痹。伤热火烂，血焦枯之病也，血行而活，痛自止矣。入肝行血，故堕胎。伤中少气，男子阴消，老人失溺者，皆肾不足之候也。脑为髓之海，脑不满则空而痛。腰乃肾之腑，脊通髓于脑，肾虚髓少，则腰脊痛；血虚而热，则发白。虚羸劳顿，则伤绝。肝藏血，肾藏精，峻补肝肾，则血足而精满，诸证自瘳矣。血行则月水自通，血结自散。

（15）《本草通玄》：按五淋诸证，极难见效，惟牛膝一两，入乳香少许煎服，连进数剂即安，性主下行，且能滑窍。

（16）《药品化义》：牛膝，味甘能补，带涩能敛，兼苦直下，用之入肾。盖肾主闭藏，涩精敛血，引诸药下行。生用则宣，主治癃闭管涩、白浊茎痛、瘀血阻滞、癥瘕凝结、妇人经闭、产后恶阻，取其活血下行之功也。酒制熟则补，主治四肢拘挛、腰膝腿痛、骨筋流痛、疟疾燥渴、湿热痿痹、老年失溺，取具补血滋阴之功也。

（17）《本经逢原》：牛膝，其性虽下行走筋，然滑利之品，精气不固者，终非所宜。得酒蒸则能养筋，生用则去恶血。《外台》以治积久劳疟，《肘后》以治卒暴症疾，《延年》以之下胞衣，《卫生》以之捣罨折伤，梅师以之捣涂金疮，《千金》以之捣敷毒肿，《集验》以之通利溺闭，皆取其性滑利窍、消血解毒之功。虽强阴强筋，而气虚下陷，大便易泄，梦遗泄精，妊娠崩漏俱禁用。惟川产者气味形质，与续断仿佛，庶无精滑之虞。盖肾司闭藏，肝主疏泄。此味专司疏泄，而无固益之功，世俗妄谓益肾，而培养下元药中往往用之，与延盗入室何异。

（18）《本经续疏》：痿与痹皆筋节间病，而寒湿有已化未化，未化则浸淫筋节为病，已化则熏灼筋节为病。《素问》论痹多病于浸淫，论痿多病于熏灼。牛膝之治此，妙在不必问其已化未化，但执定其病在筋节间痛而不可屈伸者皆能已之。《别录》续增所主，皆融化《本经》之旨而扩充者也。大率强者使柔，槁者使润，上者使下，断者使连，阻者使通，尽抑火令就水，助水令充行之治。

（19）《医学衷中参西录》：牛膝，原为补益之品，而善引气血下注，是以用药欲其下行者，恒以之为引经。故善治肾虚腰疼腿疼，或膝疼不能屈伸，或腿痿不能任地。兼治女子月闭血枯，催生下胎。又善治淋疼，通利小便，此皆其力善下行之效也。然《别录》又谓其除脑中痛，时珍又谓其治口疮齿痛者何也？盖此等证，皆因其气血随火热上升所致，重用牛膝引其气血下行，并能引其浮越之火下行，是以能愈也。愚因悟得此理，用以治脑充血证，伍以赭石、龙骨、牡蛎诸重坠收敛之品，莫不随手奏效，治愈者不胜纪矣。为其性专下注，凡下焦气化不固，一切滑脱诸证皆忌之。

（20）《本草正义》：牛膝，疏利泄降，所主皆气血壅滞之病，《本经》谓主寒湿，当从《御览》所引作伤寒。其治湿流关节之痿痹，四肢拘挛，膝痛不可屈伸，固疏通壅滞之专职，要非气血枯竭之拘急不遂，可以并论。然凡属痿痹，本有湿阻、血衰两层。湿阻者，惟在驱邪而使之流通，血衰者，亦必滋养而助其营运。则牛膝曲而能达，无微不至，逐邪者，固倚为君，养正者，亦赖以辅佐，所以痿弱痹着，骨痛筋挛诸证，皆不可一日无此也。逐血气者，即所以通其壅滞，治伤热火烂，亦所以助其流通，且即此而可知牛膝之性，偏于寒凉。故能主热伤火伤。则寒湿为病，必非其任，上文之误，更显然矣。能堕胎者，滑利下行之力也。《别录》疗伤中少气，亦以湿热壅滞，中气不宣者言之，非正气不充，清阳下陷者所宜。其主男子阴消，亦主热盛伤阴而言，非能补肝肾之真阴也。老人失溺，盖地道不通，而为癃闭之病，并非下元不固，遗尿溺床之候。其所谓补中续绝填骨髓，益精，利阴气诸说，皆壅滞既疏，正气自旺，万不可误认牛膝为填补之品。脑中痛者，多阳邪之上升，牛膝下行为顺，则气火自潜。腰脊痛，亦经隧之壅滞，牛膝宣通脉络，则关节自利。又主月水不通，血结等证。则固破瘀导滞之真谛，此皆当就疏通一层着想，则牛膝之真实功用昭昭矣。

8. 地龙 为环节动物门钜蚓科动物参环毛蚓、通俗环毛蚓、威廉环毛蚓或栉盲毛蚓的干燥体。有蟮、螾、丘螾、蜿蟺、引无、附蚓、寒蚓、曲蟺、曲蟮、土龙、地龙子、土蟺、虫蟮的别名。

[性味归经] 咸、寒。归肝、脾、膀胱经。

[功效] 清热熄风，通络，平喘，利尿。

[临床应用]

(1) 治疗慢性气管炎及支气管哮喘。应用地龙注射液、复方地龙注射液及口服地龙粉治疗无严重并发症的支气管哮喘及哮喘性支气管炎，据52例的观察，显效者25例（48.1%）；另据101例统计，控制不发者44例，显效者17例，共占60%；又据54例分析，显效21例（40%）。

用法：地龙注射液（每1mL相当于干地龙1.5g），第1次肌内注射1mL，如无不良反应，第2天可改为2mL，每日1次，连续注射1~2个月。

复方地龙注射液（每2mL相当于地龙4g，黄芩素4mg），每日肌内注射2mL，连续注射1~2周，症状初步控制后，改为隔日注射1次，注射30针为1个疗程。

口服地龙粉（炒熟后研），每次3~4g，日服3~4次，温开水送服，最大量1次可服9g。

据临床观察，地龙粉及注射液对哮喘具有一定的解痉、平喘作用，痰多的病人，可使痰易咳出，口服粉剂后患者胸闷可见逐渐减轻。

复方地龙注射液对热喘（舌质红、苔较厚，痰黏黄）患者的疗效较满意。

但对于高度过敏体质的患儿，要提高警惕，第1针注射时须观察10~15分钟再离开，如发生过敏反应，可及时处理。在应用上述复方地龙注射液时曾碰到1例典型的过敏反应（经皮内试验对照核实），由于抢救及时，始使症状逐渐消失。

此外，亦可用30%地龙注射液行穴位注射，治疗小儿急慢性喘息性支气管炎，每次 0.5～1.0mL 注射于中府穴，病情重者加用定喘穴，或单用定喘穴。注射深度 5～8 分（同身寸），每日注射 1～2 次，6 天为 1 个疗程。凡双穴者每次取 1 穴，交替注射。

　　另有用 50% 地龙注射液行穴位注射治疗慢性气管炎，每日 1 次，在双侧肺俞穴交替注射，10 天为 1 个疗程，共治 93 例。总有效率：单纯型 58.9%，喘息型 38.9%；其中显效者单纯型 2 例，喘息型 4 例。

　　或用地龙焙干研粉，猪胆汁煎煮浓缩烤干研末，两者按 6（地龙）：4（猪胆）比例，混合装胶囊，或蜜制成丸；每次 5 分，日服 3 次；共治慢性气管炎 365 例，总有效率：单纯型 74.4%，喘息型 67.5%，其中显效者单纯型 22 例，喘息型 31 例。

　　（2）治疗流行性腮腺炎。将白颈蚯蚓去其体外脏泥，置玻杯内，加等量白糖腌渍。由于白糖的作用，蚯蚓逐渐分泌出白黄色黏液，约 15～20 分钟后，即失去活力而死亡。然后用玻棒用力搅拌，即成糊状灰棕色的蚯蚓糖浆，装瓶备用。用时将此糖浆直接涂于肿胀处，再用纱布覆盖固定。约 2～3 小时换 1 次，以保持患处湿润为度。每次换药前须先用冷盐开水清洗皮肤。一般于治疗后 1～3 天内退烧、退肿。

　　（3）治疗高血压病。取干地龙 40g，捣碎投入 100mL 60% 酒精中，每日振荡 2 次，浸渍 72 小时以上，备用。服用时过滤去渣，使成 40% 地龙酊，每次 10mL，日服 3 次。

　　［各家论述］

　　（1）《神农本草经》：味咸，寒。主治蛇瘕，去三虫、伏尸、鬼疰、蛊毒，杀长虫，仍自化作水。

　　（2）《名医别录》：大寒，无毒。主治伤寒伏热，狂谬，大腹，黄疸。盐沾为汁，治耳聋。

　　（3）《日华子本草》：治中风，并痫疾，去三虫，治传尸，天行热疾，喉痹，蛇虫伤。

　　（3）《开宝本草》：味咸，大寒，无毒。疗伤寒伏热，狂谬，大腹，黄疸。

　　（4）《本草图经》：脚风药必须此物为使，然亦有毒。有人因脚病药中用此，果得奇效，病愈服之不辍，至二十余日，觉躁溃，但欲饮水不已，遂致萎顿。大抵攻病用毒药，中病即当止也。

　　（5）《本草衍义》：若治肾脏风下病不可阙也，仍须盐汤送。

　　（6）《本草衍义补遗》：属土而有水与木，性寒。大解诸热毒，行湿病，凡使白颈自死者良，然亦应候而鸣。此物有毒，人被其毒，以盐水浸咬处，又以盐汤饮之，立差。若治肾脏风、下产病不可阙也，仍须盐汤送。

（7）《本草纲目》：蚓在物应土德，在星禽为轸水。上食槁壤，下饮黄泉，故其性寒而下行。性寒故能解诸热疾，下行故能利小便，治足疾而通经络也。主伤寒疟疾，大热狂烦，及大人、小儿小便不通，急慢惊风，历节风痛，肾脏风注，头风齿痛，风热赤眼，木舌喉痹，秃疮瘰疬，卵肿脱肛，解蜘蛛毒，疗蚰蜒入耳。

（8）《本草经疏》：蚯蚓得土中阴水之气，故其味咸寒，无毒大寒。能祛热邪，除大热，故主伏尸鬼疰，乃疗伤寒伏热狂谬。咸主下走，利小便，故治大腹黄疸。诸虫瘕，咸属湿热所成，得咸寒之气，则瘕自消，虫自去，而蛊毒之热亦解矣。昔一道人，治热病发狂，用白颈蚯蚓十数条，同荆芥穗捣汁，与饮之，得臭汗而解。其为治伤寒伏热狂谬之明验也。简误：蚯蚓，气大寒，能除有余邪热，故伤寒非阳明实热狂躁者，不宜用。温病无壮热，及脾胃素弱者，不宜用。黄疸缘大劳腹胀，属脾肾虚，尸疰因阴虚成痨瘵者，咸在所忌。性复有小毒，被其毒者，以盐水解之。

（9）《本草蒙筌》：味咸，气寒。属土与水。无毒。一云大寒，小毒。治温病大热狂言，疗伤寒伏热谵语。并用捣烂绞汁，井水调下立瘥。小水不通，亦捣汁饮。蛊毒卒中，须浸酒吞。主蛇瘕杀蛔虫，理肾风消脚气。又疗黄疸，行湿如神。

（10）《景岳全书》：味咸，性寒，沉也，阴也，有毒。能解热毒，利水道。主伤寒痹疟，黄疸消渴，二便不通。杀蛇瘕三虫，伏尸鬼疰虫毒，射罔药毒。疗癫狂喉痹，风热赤眼，亭耳鼻息，瘰疬，阴囊热肿，脱肛。去泥，盐化为水，治天行瘟疫，大热狂躁，或小儿风热癫狂急惊，饮汗最良。亦可涂丹毒漆疮。炒为末服，可去蛔虫，亦可敷蛇伤肿痛、蜘蛛伤毒。入葱管化汁，可治耳聋及蚰蜒入耳。若中蚯蚓毒者，惟以盐汤浸洗，或饮一杯，皆可解之。

（11）《本草备要》：白颈蚯蚓，泻热利人。蚓，土德而星应轸水。味性咸寒，故能清热；下行故能利水。治温病大热狂言，大腹黄疸，肾风脚气。苏颂曰：脚气必须用之为使。白颈者乃老蚯蚓。治大热，捣汁井水调下。

（12）《本经逢原》：蚯蚓在物应土德，在星为轸水。体虽卑伏，而性善穴窜，专杀蛇蛊三虫，伏尸诸毒，解湿热，疗黄疸，利小便，通经络，故活络丸以之为君。地龙汤治痘疮脾肾虚热娇红，五六日渐变干紫伏陷者，同荸荠捣，和酒酿服之即起。若干紫色暗皮坚，为肝脾血热，即宜犀角、紫草、黄连清解，非地龙所宜。温病大热狂妄，天行大热，和人尿捣绞服之，热毒从小便而去也。小便暴秘不通，亦宜用之。入葱化为水，疗暴聋。

（13）《本草崇原》：地龙冬藏夏出，屈而后伸，上食槁壤，下饮黄泉，气味咸寒，宿应轸水，禀水土之气化。主治尸疰虫蛊，盖以泉下之水气上升，地中之土气上达，则阴类皆从之而消灭矣。蜈蚣属火，名曰天龙。蚯蚓属水，名曰地龙。皆治鬼疰、蛊毒、蛇虫毒者，天地相交，则水火相济，故禀性虽有不同，而主治乃不相殊。

9. 五灵脂　为哺乳纲，鼯鼠科动物复齿鼯鼠（寒号鸟）、飞鼠或其他近缘动物的干燥粪便。全年可收采。将砂石、泥土等杂质除净。药材分为灵脂米（散灵脂）及灵脂块（糖灵脂）。

［性味归经］苦、咸、甘，温。归肝经。

［功效］活血散瘀，炒炭止血。

［临床应用］

（1）瘀血阻滞之痛证。本品苦泄温通，专入肝经血分，善于活血化瘀止痛，为治疗瘀滞疼痛之要药，常与蒲黄相须为用，即失笑散（《和剂局方》）。如治胸痹心痛，常与川芎、丹参、乳香、没药同用；若治脘腹胁痛，配伍延胡索、香附、没药等；若治痛经，经闭，产后瘀滞腹痛，则与当归、益母草等同用；治骨折肿痛，可配白及、乳香、没药，研末外敷。

（2）瘀滞出血证。本品炒用，既能活血散瘀，又能止血。故可用于瘀血内阻、血不归经之出血，如妇女崩漏经多，色紫多块，少腹刺痛，既可单味炒研末，温酒送服，如《永类钤方》五灵脂散；又可配伍其他药同用，如《玉机微义》五灵脂丸，以本品与神曲同用；临床常配伍三七、蒲黄、生地等药用。

［用法用量］3～10g。包煎，或入丸、散用。外用适量。外治蛇虫咬伤，可配雄黄（2∶1），共研细末，用麻油或菜油调涂患处。

［使用注意］孕妇慎用。"十九畏"认为人参畏五灵脂，一般不宜同用。

［各家论述］

（1）《开宝本草》：主疗心腹冷气，小儿五疳，辟疫、治肠风，通利气脉，女子月闭。

（2）《本草图经》：治伤冷积聚及小儿女子方中多用之。

（3）《本草衍义补遗》：能行血止血。治心腹冷气，妇人心痛，血气刺痛。

（4）《本草蒙筌》：行血宜生，止血须炒，通经闭及治经行不止；

定产妇血晕，除小儿疳蛔。

（5）《本草纲目》：止妇人经水过多，赤带不绝，胎前产后，血气诸痛；男女一切心腹、胁肋、少腹诸痛，疝痛，血痢、肠风腹痛；身体血痹刺痛，肝疟发寒热，反胃，消渴及痰涎挟血成窠，血贯瞳子，血凝齿痛，重舌，小儿惊风，五痫，癫疾；杀虫，解药毒及蛇蝎蜈蚣伤。

（6）《本草述》：主损伤接骨。

（7）《现代实用中药》：涂敷疮疖。

（8）《本草衍义》：五灵脂行经血有功，不能生血。尝有人病眼中翳，往来不定，如此乃是血所病也。盖心生血，肝藏血，肝受血则能视，目病不治血为背理。

（9）《本草纲目》：五灵脂，足厥阴肝经药也，气味俱厚，阴中之阴，故入血分。肝主血，故此药能治血病，散血和血而止诸痛。止惊痫，除疟痢，消积化痰，疗疳杀虫，治血痹、血眼诸证，皆属肝经也。失笑散不独治妇人心痛血痛，凡男女老幼一切心腹胁肋少腹痛疝气，并胎前产后血气作痛及血崩经溢，俱能奏功。又按李仲南云，五灵脂治崩中，非止治血之药，乃祛风之剂。冲任经虚，被风伤袭营血，以致崩中暴下，与荆芥、防风治崩义同。方悟古人识见深奥如此，此亦一说，恒未及肝血虚滞，亦自生风之意。

（10）《本草经疏》：五灵脂，其功长于破血行血，故凡瘀血停滞作痛，产后血晕，恶血冲心，少腹儿枕痛，留血经闭，瘀血心胃间作痛，血滞经脉，气不得行，攻刺疼痛等证，在所必用。

10. 没药　为橄榄科植物没药树或其他同属植物皮部渗出的油胶树脂。主产于索马里、埃塞俄比亚及印度等地。野生或栽培。11月至次年2月，采集由树皮裂缝处渗出于空气中变成红棕色坚块的油胶树脂。拣去杂质，打成碎块生用，内服多制用，清炒或醋炙。

［性味归经］辛、苦，平。归心、肝、脾经。

［功效］活血止痛，消肿生肌。

［临床应用］

（1）用于外伤科跌打损伤，疮疡痈肿。本品既能活血化瘀止痛，又能活血消痛，去腐生肌。治跌打损伤瘀滞肿痛，常与乳香、血竭等配伍，如七厘散；治疮疡中毒初期，红中热痛，常与金银花、白芷、乳香等配伍，以清热解毒，活血消肿，如仙方活命饮；若痈疽、瘰疬、痰核，肿块坚硬不消，配伍乳香、麝香、雄黄以解毒消痛散结，如醒消丸；治疮疡破溃，久不收口，常配乳香研末外用，如《疮疡经验全书》海浮散。

（2）用于瘀血阻滞诸痛证。如心腹瘀痛，癥瘕积聚及风湿痹痛等。本品辛散温通，能活血行气止痛，又能化瘀伸筋蠲痹，故治上述诸证。治心腹瘀痛，癥瘕积聚，常配当归、丹参、乳香同用，如活络效灵丹。近代临床用没药治疗高脂血症有一定疗效。

［用法用量］内服：煎汤，3～9g 或入丸、散。外用：研末调敷。

［使用注意］孕妇忌服。

（1）《品汇精要》：妊娠不可服。

（2）《本草经疏》：凡骨节痛与胸腹胁肋痛，非瘀血停留而因于血虚者不宜用。产后恶露去多，腹中虚痛者不宜用。痈疽已溃不宜用。目赤肤翳非血热甚者不宜用。

［各家论述］

（1）《本草衍义》：没药，大概通滞血，跌打扑损疼痛，皆以酒化服。血滞则气壅凝，气壅凝则经络满急，经络满急，故痛且肿。凡打扑着肌肉须肿胀者，经络伤，气血不行，壅凝，故如是。

（2）《医学入门》：东垣云，没药在治疮散血之科。此药推陈致新，故能破宿血，消肿止痛，为疮家奇药也。

（3）《本草纲目》：乳香活血，没药散血，皆能止痛消肿，生肌，故二药每每相兼而用。

（4）《本草经疏》：《本草经》，没药味苦平无毒。然平应作辛，气应微寒。凡恶疮痔漏，皆因血热瘀滞而成，外受金刃及杖伤作疮，亦皆血肉受病。血肉伤则瘀而发热作痛，此药苦能泄，辛能散，寒能除热。水属阴，血亦属阴，以类相从，故能入血分，散瘀血，治血热诸疮及猝然下血证也。肝经血热，则目为赤痛、肤翳，散肝经之血热，则目病除矣。

（5）《药性论》：主打扑损，心腹血瘀，伤折跌损，筋骨瘀痛，金刃所损，痛不可忍，皆以酒投饮之。

（6）《海药本草》：主折伤马坠，推陈致新，能生好血，研烂，以热酒调服。堕胎，心腹俱痛及野鸡漏痔、产后血气痛，并宜丸、散中服。

（7）《日华子本草》：破癥结宿血，消肿毒。

（8）《开宝本草》：主破血止痛。疗杖疮、诸恶疮、痔漏卒下血、目中翳晕痛肤赤。

（9）王好古：治心胆虚，肝血不足。

（10）《本草纲目》：散血消肿，定痛生肌。

（11）《本草述》：久服舒筋膜，通血脉，固齿牙，长须发。

11. 甘草　为豆科植物甘草、胀果甘草，或光果甘草的根及根茎。春秋季采挖，除去须根，晒干。切厚片，生用或蜜炙用。

[性味归经] 甘，平。归心、肺、脾、胃经。

[功效] 补脾益气，清热解毒，祛痰止咳，缓急止痛，调和诸药。

[临床应用]

（1）用于心气虚，心悸怔忡，脉结代，以及脾胃气虚，倦怠乏力等。前者，常与桂枝配伍，如桂枝甘草汤、炙甘草汤。后者，常与党参、白术等同用，如四君子汤、理中丸等。

（2）用于痈疽疮疡、咽喉肿痛等。可单用，内服或外敷，或配伍应用。痈疽疮疡，常与金银花、连翘等同用，共奏清热解毒之功，如仙方活命饮；咽喉肿痛，常与桔梗同用，如桔梗汤；若农药、食物中毒，常配绿豆或与防风水煎服。

（3）用于气喘咳嗽。可单用，亦可配伍其他药物应用。如治湿痰咳嗽的二陈汤；治寒痰咳喘的苓甘五味姜辛汤；治燥痰咳嗽的桑杏汤；治热毒而致肺痈咳唾腥臭脓痰的桔梗汤；治咳唾涎沫的甘草干姜汤等。另风热咳嗽、风寒咳嗽、热痰咳嗽亦常配伍应用。

（4）用于胃痛、腹痛及腓肠肌挛急疼痛等，常与芍药同用，能显著增强治挛急疼痛的疗效，如芍药甘草汤。

（5）用于调和某些药物的烈性。如调味承气汤，用本品缓和大黄、芒硝的泻下作用及其对胃肠道的刺激。另外，在许多处方中也常用本品调和诸药。

此外，现代用于胃及十二指肠溃疡，常与海螵蛸、瓦楞子等同用。本品尚兼有利尿作用，故常以甘草梢作治疗热淋尿痛的的辅助药。与大豆合用有解毒的功效。

西医药理发现，甘草剂有抗炎和抗变态反应的功能，因此在西医临床上主要作为缓和剂。缓解咳嗽，祛痰，治疗咽痛喉炎；甘草或甘草次酸有去氧皮质酮类作用，对慢性肾上腺皮质功能减退症有良好功效；甘草制剂能促进胃部黏液形成和分泌，延长上皮细胞寿命，有抗炎活性，常用于慢性溃疡和十二指肠溃疡的治疗；甘草的黄酮具有消炎、解痉和抗酸作用；甘草也是人丹的主要原料之一。

[用法用量] 煎服，3～10g。清热解毒宜生用，补中缓急宜炙用。

[使用注意] 湿盛中满，浮肿者不宜应用。不宜与京大戟、芫花、甘遂同用。久服较大剂量生甘草者，可引起浮肿等。

[各家论述]

（1）李杲：甘草，阳不足者补之以甘，甘温能除大热，故生用则气平，补脾胃不足，而大泻心火；炙之则气温，补三焦元气，而散表寒，除邪热，去咽痛，缓正气，养阴血。凡心火乘脾，腹中急痛，腹皮急缩者，宜倍用之。其性能缓急，而又调和诸药，使之不争，故热药得之缓其热，寒药得之缓其寒，寒热相杂者，用之得其平。

（2）《汤液本草》：附子理中用甘草，恐其僭上也；调胃承气用甘草，恐其速下也；二药用之非和也，皆缓也。小柴胡有柴胡、黄芩之寒，人参、半夏之温，其中用甘草者，则有调和之意。中不满而用甘为之补，中满者用甘为之泄，此升降浮沉也。凤髓丹之甘，缓肾急而生元气，亦甘补之意也。经云，以甘补之，以甘泻之，以甘缓之。所以能安和草石而解诸毒也。由此可见调和之意。夫五味之用，苦直行而泄，辛横行而散，酸束而收敛，咸止而软坚，甘上行而发。如何《本草》言下气？盖甘之味有升降浮沉，可上可下，可内可外，有和有缓，有补有泄，居中之道尽矣。

（3）《本草衍义补遗》：甘草味甘，大缓诸火。下焦药少用，恐大缓不能直达。

（4）《本草汇言》：甘草，和中益气，补虚解毒之药也。健脾胃，固中气之虚羸，协阴阳，和不调之营卫。故治劳损内伤，脾气虚弱，元阳不足，肺气衰虚，其甘温平补，效与参、芪并也。又如咽喉肿痛，佐枳实、鼠黏，可以清肺开咽；痰涎咳嗽，共苏子、二陈，可以消痰顺气。佐黄芪、防风，能运毒走表，为痘疹气血两虚者，首尾必资之剂。得黄芩、白芍药，止下痢腹痛；得金银花、紫花地丁，消一切疔毒；得川黄连，解胎毒于有生之初；得连翘，散悬痈于垂成之际。凡用纯热纯寒之药，必用甘草以缓其势，寒热相杂之药，必用甘草以和其性。高元鼎云，实满忌甘草固矣，若中虚五阳不布，以致气逆不下，滞而为满，服甘草七剂即通。

（5）《本草通玄》：甘草，甘平之品，独入脾胃，李时珍曰能通入十二经者也。稼穑作甘，土之正味，故甘草为中宫补剂。《别录》云，下气治满，甄权云，除腹胀满，盖脾得补则善于健运也。若脾土太过者，误服则转加胀满，故曰脾病人毋多食甘，甘能满中，此为土实者言也。世俗不辨虚实，每见胀满，便禁甘草，何不思之甚耶？

（6）《本草正》：甘草，味至甘，得中和之性，有调补之功，故毒药得之解其毒，刚药得之和其性，表药得之助其外，下药得之缓其速。助参、芪成气虚之功，人所知也，助熟地疗阴虚之危，谁其晓焉。祛邪热，坚筋骨，健脾胃，长肌肉。随气药入气，随血药入血，无往不可，故称国老。惟中满者勿加，恐其作胀；速下者勿入，恐其缓功，不可不知也。

（7）《药品化义》：甘草，生用凉而泻火，主散表邪，消痈肿，利咽痛，解百药毒，除胃积热，去尿管痛，此甘凉除热之力也。炙用温而补中，主脾虚滑泻，胃虚口渴，寒热咳嗽，气短困倦，劳役虚损，此甘温助脾之功也。但味厚而太甜，补药中不宜多用，恐恋膈不思食也。

（8）《本草备要》：甘草，胡洽治痰癖，十枣汤加甘草；东垣治结核，与海藻同用；丹溪治瘰疬，莲心饮与芫花同行；仲景有甘草汤、甘草芍药汤、甘草茯苓汤、炙甘草汤，以及桂枝、麻黄、葛根、青龙、理中、四逆、调胃、建中、柴胡、白虎等汤，无不重用甘草，赞助成功。即如后人益气、补中、泻火、解毒诸剂，皆倚甘草为君，必须重用，方能见效，此古法也。奈何时师每用甘草不过二三分而止，不知始自何人，相习成风，牢不可破，附记于此，以正其失。

（9）《本经疏证》：《伤寒论》、《金匮要略》两书中，凡为方二百五十，用甘草者，至百二十方。非甘草之主病多，乃诸方必合甘草，始能曲当病情也。凡药之散者，外而不内（如麻黄、桂枝、青龙、柴胡、葛根等汤）；攻者，下而不上（如调胃承气、桃仁承气、大黄甘草等汤）；温者，燥而不濡（四逆、吴茱萸等汤）；清者，洌而不和（白虎、竹叶石膏等汤）；杂者，众而不群（诸泻心汤、乌梅圆等）；毒者，暴而无制（乌梅汤、大黄䗪虫丸等），若无甘草调剂其间，遂其往而不返，以为行险徼幸之计，不异于破釜沉舟，可胜而不可不胜讵诚决胜之道耶？

（10）《本草正义》：甘草大甘，其功止在补土，《本经》所叙皆是也。

第三节　身痛逐瘀汤临床应用

身痛逐瘀汤有活血行气、祛瘀通络、通痹止痛之功效。根据中医学异病同治的原则，经辨证论治，这一经典方剂广泛的应用于临床各科疾病之中，皆或良效。

据不完全统计，在各级学术期刊中关于身痛逐瘀汤治疗内、外、妇、儿、骨、皮肤科等多种疾病的临床和理论研究都有大量报道。尤其在气血痹阻经络所致肩痛、臂痛、腰痛，或周身疼痛等疼痛性疾病的治疗方面，有其独到确切的疗效。

1. 内科疾病

（1）胸痹　西医学的冠心病心绞痛、冠心病心肌梗死及其合并症者。

（2）自汗、盗汗　见于西医学多种疾病如甲状腺功能亢进、植物神经功能紊乱、风湿热、结核病、低血糖、虚脱、休克及肝病、黄疸等某些传染病以出汗为主要症状者。

（3）血证　西医学中许多急慢性疾病所引起的出血，血液系统的原发性血小板减少性紫癜、过敏性紫癜及其他出血性疾病所引起的皮肤、黏膜和内脏出血等。

（4）心悸　西医学的各种原因引起的心律失常，如心动过速、心动过缓、期前收缩、心房颤动或扑动及心功能不全、神经官能症等。

（5）痴呆　西医学诊断的老年性痴呆、脑血管性痴呆及混合性痴呆等。

（6）腰痛　西医学急慢性脊椎、软组织损伤和腰肌劳损、风湿病、类风湿病等。

（7）消渴　西医学之糖尿病等。

（8）痹证　西医学的风湿热、类风湿关节炎、强直性脊柱炎、骨性关节炎等疾病。

（9）痿证　西医学诊断的神经系统疾病，如多发性神经炎、急性脊髓炎、重症肌无力、周围性瘫痪、进行性肌营养不良、肌萎缩侧索硬化及中枢神经系统感染并发瘫痪后遗症或脊髓颅脑损伤等疾病。

2. 外科　结节性红斑、带状疱疹、银屑病、血栓性浅静脉炎、股外侧皮神经炎等等。

3. 妇产科　对于痛经、经行身痛、经行浮肿、经行情志异常等等辨证为气滞血瘀的病证都可加减应用。

4. 骨伤科　骨折术后、各部位软组织损伤、脊髓损伤、肩关节周围炎、冈上肌腱炎、肩峰下滑囊炎、颈椎病、腰间盘突出、腰椎管狭窄、化脓性骨髓炎、骨脓肿、化脓性关节炎、股骨头坏死、类风湿关节炎、强直性脊柱炎、膝关节骨性关节炎、股骺坏死、梨状肌损伤、坐骨神经痛、骨结核、骨肿瘤等等。

（中）（篇）

临床应用

第一章

内 科 病 证

第一节 冠心病

冠心病是一种由冠状动脉器质性（动脉粥样硬化或动力性血管痉挛）狭窄或阻塞引起的心肌缺血缺氧（心绞痛）或心肌坏死（心肌梗死）的心脏病，亦称缺血性心脏病。本病多见于 40 岁以上的人。男性较多见，男女发病率的比例约为 2：1。根据冠心病（心绞痛）的临床表现及通过多年的患者观察，按西医的观点将其归纳为：

1. 隐性冠心病（无症状型冠心病）：病人无症状，但有缺血的心电图改变。

2. 心绞痛型冠心病：有发作性胸骨后疼痛（心绞痛），多在 3～5 分钟内消减，硝酸甘油舌下含服疗效显著，由于一时性心肌供血不足引起。

3. 心肌梗死型冠心病：症状严重，胸骨后剧痛（或无），数小时至数天，硝酸甘油无效，有心肌坏死现象、血清酶学异常升高以及典型的心电图改变，常并发心律失常型冠心病：有心脏增大、心力衰竭、心律失常的表现，由于长期心肌缺血导致心肌纤维化引起，以前称"心肌硬化"，近来有人称"缺血型心肌病"。问题的关键是冠心病症状不典型的多种多样表现增加了诊断上的困难。如老年人心绞痛，表现为气短或胸闷、牙痛、颈项痛、上腹痛，也可以是短暂脑缺血发作。老年人心肌梗死无痛者较多，常以左心衰、休克、心律失常或脑血管缺血为首发症状，表现为神志不清、昏厥、精神异常、恶心呕吐等。

在治疗中，西医只能起到暂时控制症状的作用。因此，中医药就发挥了它独特的优势，只要辨证准确治疗效果相当明显，可从根本上改善心肌缺血，调整阴阳平衡，从而使心脏功能渐渐趋于正常，按其症状临床上大体分为如下几种证候。

（一）寒凝心脉

症状：猝然心痛如绞，形寒，天气寒冷或迎寒风则心痛易发作或加剧，甚则手足不温，冷汗出，气短心悸，心痛彻背，背痛彻心，脉紧，苔薄白。

（二）火邪热结

症状：心中灼痛，口干，烦躁，气粗，痰稠，或有发热，大便不通，舌红，苔黄或糙，脉数或滑数。

（三）气滞心胸

症状：心胸满闷，隐痛阵阵，痛无定处，时欲太息，遇情怀不畅则诱发、加剧，或可兼有脘胀，得暖气、矢气则舒等症，苔薄或薄腻，脉细弦。

（四）痰浊痹阻

症状：可分为痰饮、痰浊、痰火、风痰等不同证候。痰饮者，胸闷重而心痛轻，遇阴天易作，咳痰，苔白腻或白滑，脉滑；兼湿者，则可见口黏，恶心，纳呆，倦怠，或便软等症。痰浊者，胸闷而兼心痛时作，痰黏苔白腻带干，或淡黄腻，若痰稠，色或黄，大便偏干，则为痰热；痰火者，胸闷，心胸时作灼痛，痰黄稠厚，心烦，口干，大便干或秘，苔黄腻，脉滑数；风痰者，胸闷时痛，并见舌偏瘫，眩晕，手足颤抖麻木之症，苔腻，脉弦滑。

（五）瘀血痹阻

症状：心胸疼痛较剧，如刺如绞，痛有定处，伴有胸闷，日久不愈，或可由暴怒而致心胸剧痛。苔薄，舌暗红、紫暗或有瘀斑，或舌下血脉青紫，脉弦涩或结代。

（六）心气不足

症状：心胸阵阵隐痛，胸闷气短，动则喘息，心悸且慌，倦怠乏力，或懒言，面色白，或易汗出，舌淡红胖，有齿痕，苔薄，脉虚细缓或结代。

（七）心阴不足

症状：心胸疼痛时作，或灼痛，或兼胸闷心悸怔忡，心烦不寐，头晕，盗汗口干，大便不爽，或有面红升火之象，舌红少津，苔薄或剥，脉细数，或结代。

（八）心阳亏虚

症状：心悸动而痛，胸闷，神倦，遇冷则心痛加剧，气短，动则更甚，四肢欠温，自汗，舌质淡，苔白，脉虚弱或沉细无力。

需要注意的是，90%冠心病由粥样硬化引起的，所以要防止后者，而后者是与年龄、高脂血症、吸烟、糖尿病有关，那就从这些下手，低脂饮食，低糖低热量多餐少量。同时要多运动与休息、少干重活，最重要是别让他情绪激动。

【典型案例】

1. 田某，女，62岁，中学校长，2003年12月10日就诊。诉既往高血压病史，冠心病病史，今晨自测血压203/10.6kPa，后背疼痛、沉重，与血压高相关。目前口服单硝酸异山梨酯、阿司匹林、洒石酸美托洛尔、卡托普利、盐酸地乐硫卓，口苦、口干，大便干，舌暗红苔薄黄，脉弦。查体：一般可，双肺清，心率72次/分，律整，未及杂音，腹软，双下肢无水肿。心脏彩超：心脏结构及血流未见异常，LV 46%、LA 29%、EF 69%。心电图：V2～V5之ST段压低0.05mv，心率72次/分。中医诊断：胸痹，瘀血痹阻，痰热内蕴，西医诊断：①冠心病劳力、自发性心绞痛；②高血压病级高危。处方：桃仁、当归、川芎、五灵脂、秦艽、香附、羌活、地龙、川牛膝、没药、红花各10g，甘草6g，黄芪30g，金银花20g，连翘、板蓝根各15g，黄芩12g，郁李仁、火麻仁各15g。5剂后，复诊诉服上方后背痛、沉重较前减轻，睡眠差，入睡困难，须服地西泮方可入睡，仍有后背疼痛沉重，血压2.13/9.33kPa，舌红苔黄厚，脉弦，大便已正常，仍乏力，口苦，加苍术、黄柏各12g，牛膝加至12g，黄芪加至40g，4剂后三诊，诉后背沉重消失，睡眠改善，各项检查正常，上方继服5剂善后。[1]

2. 谢某，男，57岁，患冠心病史5年。1986年因冠心病、心绞痛住院治疗3个月，出院后常因受寒，劳累或情绪变动诱发心绞痛，痛时以左胸为主，甚则牵引左胁左背作痛。服硝苯地平、硝酸异山梨酯未见好转。1990年3月17日因左胸刺痛加剧来诊。症见：痛苦病容，头昏、面色晦滞，伴有心慌气急，舌淡、有瘀斑边有齿痕、苔薄白，脉细涩。心电图报告示："心肌供血不足"。西医诊断：冠心病，心绞痛。中医诊断：胸痹。证属气虚血瘀，心脉阻滞，治以益气活血，通脉止痛。方用身痛逐瘀汤加减。处方：黄芪、当归、桃仁、红花、三七、川牛膝、地龙各12g，川芎、香附、没药、五灵脂各10g，桂枝、炙甘草各6g。服药3剂后，左胸刺痛减轻，再服上方12剂，左胸痛消失，诸症悉除，复查心电图 ST 段及 T 波无改变，属基本正常心电图，随访 7 年，未见发作。[2]

3. 患者，女，60 岁，退休干部。1995 年就诊，患胸闷胸痛 5 年，现自觉胸部不适，痛如针刺，痛处不移，舌质暗、苔薄白，脉弦，心电图诊为冠心病。经西药治疗多年未见明显好转。证系瘀血痹阻所致，治宜活血化瘀，通痹止痛，以身痛逐瘀汤加减，秦艽 10g，川芎 10g，桃仁 10g，红花 10g，羌活 10g，五灵脂 12g，香附 20g，丹参 30g，当归 10g，瓜蒌 20g，薤白 15g，茯苓 20g，赤芍 12g，甘草 10g。服药 12 剂，胸痛减轻，继服 20 剂诸恙皆平。[3]

　　按：胸痹是因久病气虚血瘀，心脉气血痹阻不通，不通则痛。方用身痛逐瘀汤活血化瘀，通络止痛。加黄芪、桂枝、三七益气活血，祛瘀通脉，瘀去脉通，通则不痛，心痛自止。

第二节　头　痛

　　头痛通常是指局限于头颅上半部，包括眉弓、耳轮上缘和枕外隆突连线以上部位的疼痛。按国际头痛学会的分类，其功能性头痛分类如下：偏头痛、紧张性头痛、丛集性头痛和慢性阵发性半边头痛、非器质性病变的头痛、头颅外伤引起的头痛、血管疾病性头痛、血管性颅内疾病引起的头痛、其他物品的应用和机械引起的头痛、非颅脑感染引起的头痛、代谢性疾病引起的头痛、颅、颈、眼、耳、鼻、副鼻窦、牙齿、口腔、颜面或头颅其他结构疾患引起的头痛或面部痛、颅神经痛、神经干痛传入性头痛及颈源性头痛等。

　　中医学历代医家认为，头部经络为诸阳经交会之处，凡五脏精华之血，六腑清阳之气，都上会于此。若六淫外侵，七情内伤，升降失调，郁于清窍，清阳不运，皆能致头痛，新感为头痛，久病为头风。大抵外感多实证，治宜疏风祛邪为主；内伤头痛，多属虚证，治宜平肝，滋阴，补气，养血，化痰，祛瘀等为主。但由痰饮，瘀血所致者，为虚中有实，应当分别施治。头痛可分偏正、左右、前后、寒热，如痛在脑后，上至巅顶，下连于项，多太阳经风郁；宜用川芎、羌活、蔓荆子、苏叶；痛在左右头角，并连及耳部，多少阳经火郁，宜用菊花、牡丹皮、栀子、桑叶、钩藤；痛在前额及眉棱骨处，多阳明经热郁，宜用葛根、白芷、石膏；痛在巅顶，或连于目系，为厥阴经头痛，宜用吴茱萸、生姜；痛偏左为血虚兼风，宜用川芎、当归、防风、薄荷；痛偏右者，为湿痰挟热，宜用半夏、石膏、苍术、黄芩；寒痛者，畏寒喜暖；热痛者，恶热喜凉；寒热久郁，发时闷痛，欲棉裹者，多湿痰，宜用二陈汤加黄芩、石膏、薄荷、细辛、川芎；另外，气虚者，多因劳而痛，宜用补中益气汤加川芎、天麻；血虚者，心悸，善惊而痛，宜用四物汤加菊花、黄芩、薄荷、甘草；胆火上逆者，多头晕两头角痛，宜用菊花、龙胆草、黄芩、生地、牡丹皮、桑叶；肝阳乘胃者，多头痛呕吐，宜用生石决明、竹茹、半夏、茯苓、菊花、钩藤、栀子、荷叶；另外，胆经郁热，令人头角额尖跳痛，如针刺，非酒洗胆草不能除也。

【典型案例】

患者，女，36 岁，教师，1997 年中医科门诊就诊。患头痛 2 年，久治未愈，缠绵不已。以前额尤甚，痛处不移，舌质稍暗，脉弦涩，证系阳明经头痛，气血瘀阻经络所致。治宜活血行气，通窍止痛。投身痛逐瘀汤加减，秦艽 10g，川芎 10g，桃仁 10g，红花 10g，羌活 10g，白芷 10g，香附 12g，牛膝 15g，当归 12g，老葱 3 根。服药 12 剂，头痛明显减轻，再服 12 剂后，头痛消失，病愈。[3]

第三节　糖尿病

糖尿病是一种由遗传基因决定的全身慢性代谢性疾病。本病发病率仅次于心脑血管疾病、肿瘤，成为威胁人类生命的第三大疾病。目前全世界约有糖尿病患者一亿人，并有日渐增多的趋势。我国卫生部已将本病列为重点疾病之一。本病以中年以上为多见，少数为青少年患者。其发生与发展过程中受到遗传、体质、代谢、免疫等多种因素的影响，且患病个体的差异性很大。治疗上，西医学自 1921 年发现胰岛素以来，对治疗糖尿病是一大贡献。但由于原发性糖尿病病因未明，至今仍无特效治疗措施。

临床上常分为 1 型糖尿病、2 型糖尿病和妊娠期糖尿病。其中 1 型糖尿病多发生于青少年，其胰岛素分泌缺乏，必须依赖胰岛素治疗维持生命。2 型糖尿病多见于 30 岁以后中老年人，其胰岛素的分泌量并不低甚至还偏高，病因主要是机体对胰岛素不敏感（即胰岛素抵抗）。妊娠期糖尿病是源于细胞的胰岛素抵抗，不过其胰岛素抵抗是由于妊娠期妇女分泌的激素（荷尔蒙）所导致的。妊娠期糖尿病通常在分娩后自愈。

本病的并发症有足病、肾病、眼病、脑病、心脏病、皮肤病、性病等等。一般而言，1 型糖尿病患者在确诊后的 5 年内很少有慢性并发症的出现，相反，2 型糖尿病患者在确诊之前就已经有慢性并发症发生。据统计，有 50% 新诊断的 2 型糖尿病患者已存在一种或一种以上的慢性并发症，有些患者是因为并发症才发现患糖尿病的。

　　因此，糖尿病的药物治疗应针对其病因，注重改善胰岛素抵抗，以及对胰腺β细胞功能的保护，必须选用能改善胰岛素抵抗的药物。这些药物主要是胰岛素增敏剂，使糖尿病患者得到及时有效及根本上的治疗，预防糖尿病慢性并发症的发生和发展。

　　同时，糖尿病治疗必须以饮食控制、运动治疗为前提。糖尿病人应避免进食糖及含糖食物，减少进食高脂肪及高胆固醇食物，适量进食高纤维及淀粉质食物，进食要少食多餐。运动的选择应当在医生的指导下进行，应尽可能做全身运动，包括散步和慢跑等。在此基础上应用适当的胰岛素增敏剂类药物，而不是过度使用刺激胰岛素分泌的药物，才能达到长期有效地控制血糖的目的。

　　糖尿病属中医学的"消渴"范畴。本病在《黄帝内经》中称为"消瘅"。根据发病机制和临床表现的不同，历代医籍中尚有"鬲消"、"肺消"、"消中"等不同名称。《黄帝内经》的消渴记载，散见于十四篇之中，对其病因病理、临床表现、治则及预后等都分别作了论述。之后，辨证论治出自于《金匮要略》；证候分类始于《诸病源候论》；体系形成于唐末，为后世医家研究消渴病提供了宝贵的文献资料。近年来，一些研究者进一步进行了实验室研究，如糖尿病的中医辨证分型与客观指标联系的研究；老年人及老年人前期糖尿病辨证分型与胰岛素释放曲线关系的探讨；有关调整脂质代谢紊乱的研究；单方草药的研究，以及寻找降糖、降脂的有效方药及其作用机制的研究等等。从中探索临床规律，为中医更有效地治疗本病提供了某些客观依据。

　　中医学对本病的病因病机论述甚为详细。虽然对消渴证的认识中医学内部也有学术分歧，但一般认为主要是由于素体阴虚，五脏柔弱，复因饮食不节，过食肥甘，情志失调，劳欲过度，而导致肾阴亏虚，肺胃燥热；病机重点为阴虚燥热，而以阴虚为本，燥热为标；病延日久，阴损及阳，阴阳俱虚；阴虚燥热，耗津灼液使血液黏滞，血行涩滞而成瘀；阴损及阳，阳虚寒凝，亦可导致瘀血内阻。

　　1. 素体阴虚

　　①先天不足：《灵枢·五变》篇说："五脏皆柔弱者，善病消瘅。"是指在母体胎养不足所致。②后天损耗过度：如毒邪侵害，损耗阴津。③化源不足：如化生阴津的脏腑受损，阴精无从化生，如《外台秘要·消渴门》说："消渴者，原其发动，此则肾虚所致，每发即小便至甜。"④脏腑之间阴阳关系失调，终致阴损过多，阳必偏盛，阳太盛则致"消"。

　　2. 饮食不节、形体肥胖

　　①长期过食甘美厚味，使脾的运化功能损伤，胃中积滞，蕴热化

燥，伤阴耗津，更使胃中燥热，消谷善饥加重。②因胖人多痰，痰阻化热，也能耗损阴津，阴津不足又能化生燥热，燥热复必伤阴。如此恶性循环而发生消渴病。

3. 情志失调、肝气郁结　　由于长期的情志不舒，郁滞生热，化燥伤阴；或因暴怒，导致肝失条达；气机阻滞，也可生热化燥，并可消灼肺胃的阴津，导致肺胃燥热，而发生口渴多饮，消谷善饥。阴虚燥热日久，必然导致气阴两虚。阴损及阳而出现气虚阳微现象，由于肺、胃、肾三经阴气虚，阳气被遏而出现的阴阳两虚病证。

4. 外感六淫、毒邪侵害　　外感六淫，燥火风热毒邪内侵散膏（胰腺），旁及脏腑，化燥伤津，亦可发生消渴病。外感三消即外感六淫，毒邪侵害所引起的消渴病。

【临床应用】

王氏等[4]将自 1995 年以来采用中药身痛逐瘀汤治疗糖尿病并发神经疼痛情况报道如下。将 37 例病人随机分为两组。治疗组 19 例，男 12 例，女 7 例；年龄 29～72 岁，平均 48.5 岁；病程 2.5～5 年。对照组 18 例，男 10 例，女 8 例；年龄 30～69 岁，平均 49 岁；病程 2.5～4.5 年。结果：经过 2 个疗程治疗后，治疗组治愈率优于对照组（$P <$ 0.01），20～25 天痊愈者 6 例，占 46.2%；26～40 天者 7 例，占 53.8%。对照组痊愈者时间均超过 30 天。

冯氏等[5]运用身痛逐瘀汤加味治疗糖尿病周围神经病变 46 例取得良好效果。46 例患者，男 24 例，女 22 例，糖尿病病史平均（9.6 ± 6.4）年，周围神经病变病程平均（3.6 ± 0.8）年。46 例患者均先行糖尿病常规治疗，有 14 例患者应用胰岛素治疗，32 例患者用口服降糖药。待血糖稳定后（空腹血糖 < 7.8mmol/L，餐后 2 小时血糖 < 10mmol/L），服身痛逐瘀汤加味治疗。药用：秦艽 9g，川芎 12g，桃仁 9g，红花 9g，羌活 12g，没药 12g，当归 12g，炒五灵脂 12g，炒香附 12g，川牛膝 15g，地龙 15g，甘草 12g，黄芪 30g。若微热加玄参、生地黄。每日 2 次口服，共治疗 60 天。经过 60 天治疗后，显效 22 例，有效 17 例，无效 7 例，总有效率 84.78%。

陈氏等[6]应用身痛逐瘀汤联用甲钴胺治疗糖尿病周围神经病变取得良好效果。观察病例均来源于本院内分泌科、中西医结合科住院及门诊患者，共 74 例，按随机数字表法分为 2 组。治疗组 38 例，男 20 例，女 18 例；年龄 38～77 岁，平均（53.10 ± 6.08）岁；糖尿病病程 3.1～18.8 年，平均（4.3 ± 4.0）年；病程 6～108 个月，平均（60.86 ± 12.20）个月；对照组 36 例，男 19 例，女 17 例；年龄 38～74 岁，平均（52.7±5.6）岁；糖尿病病程 2.2～16.8 年，平均（6.8±3.8）年；病程 5～109 个月，平均（59.9±10.1）个月。基础治疗 2 组均进行糖尿病教育，饮食控制和降糖治疗，待血糖控制稳定后，每周监测 3 次空腹血糖及 3 次餐后 2 小时血糖，将空腹血糖控制在 4.4～6.1mmol/L，餐后 2 小时血糖控制在 5.4～9.0mmol/L 范围内；若有血压偏高或血脂异常者，采用降压或调节血脂等治疗。治疗组给予身痛逐瘀汤加味。基本方：川芎 12g，桃仁 15g，当归 15g，红花 15g，赤芍 12g，秦艽 6g，羌活 6g，没药 12g，五灵脂 12g，香附 6g，牛膝 15g，地龙 6g，甘草 9g，加减：气虚较重加党参、白术；血虚较重加熟地黄、阿胶；阳虚寒盛加附子、干姜；湿热偏重加黄柏、知母；偏于下肢加木瓜；偏于上肢加桑枝、威灵仙；兼瘀血加鸡血藤。每天 1 剂，水煎取汁 200mL 分 2 次口服；同时口服甲钴胺片，500mL/次，3 次/日。对照组口服甲钴胺片，500μg/次，3 次/日。2 组均以 3 周为 1 个疗程，连续治疗 2 个疗程；治疗期间停用其他治疗神经病变的药物及曲马多等镇痛剂。总有效率：治疗组为 86.9%，对照组为 63.9%，2 组比较，差异有统计学意义（$P < 0.05$），治疗组疗效优于对照组。

　　王氏[7]自 1999 年以来，尝试应用身痛逐瘀汤加味治疗糖尿病性周围神经病变，疗效满意。90 例病人均为学校附院住院和门诊病人，按 2：1 比例随机分为治疗组和对照组。治疗组 60 例，男 39 例，女 21 例；合并冠心病 13 例，高血压病 32 例，高血脂症 19 例；口服降糖药治疗者 41 例，注射胰岛素者 19 例。对照组 30 例，男 17 例，女 13 例；合并冠心病 7 例，高血压病 15 例，高血脂症 11 例；口服降糖药治疗者 21 例，注射胰岛素者 9 例。全部病例均给予糖尿病基础治疗。饮食控制在主食 300g/日，适量应用降糖药或用胰岛素治疗，使血糖基本稳定，空腹血糖 4.6～7.8mmol/L，餐后 2 小时血糖 7.8～10mmol/L。治疗组给予身痛逐瘀汤加味，1 剂/日，水煎服。药物组成为：秦艽 12g，川芎 15g，桃仁 12g，红花 12g，羌活 12g，没药 15g，当归 18g，五灵脂 12g，香附 18g，牛膝 15g，地龙 12g，白芍 12g，丹参 30g。对照组给予甲钴胺片口服，0.5mg/次，3 次/日，1 个月为 1 个疗程，共观察 3 个疗程。治疗结果两组均治疗 3 个疗程后比较疗效。治疗组显效 34 例，有效 22 例，无效 4 例，总有效率 93.3%；对照组显效 9 例，有效 13 例，无效 8 例，总有效率 73.3%。两组总有效率比较，差异有显著意义（$P < 0.05$）。

【典型案例】

　　1. 男，63 岁，干部，2003 年 10 月 29 日初诊。确诊糖尿病 5 年，刻症：双下肢麻木、刺疼 10 天，伴口干多饮，舌质暗红，苔少，脉沉细。查空腹血糖 8.9mmol/L，餐后 2 小时血糖 11.5mmol/L，血压：13.3/8 kPa，自述口服格列本脲 1.25mg 及二甲双胍 250mg，每日早晚各 1 次。治疗：二甲双胍增量至 500mg，3 次/日；身痛逐瘀汤加味：秦艽 12g，川芎 15g，桃仁 12g，红花 12g，羌活 12g，没药 15g，当归 18g，五灵脂 12g，香附 18g，牛膝 15g，地龙 12g，白芍 12g，丹参 30g。服用 1 个疗程后，患者下肢发麻症状有明显缓解，疼痛减轻，复查空腹血糖 6.1mmol/L，餐后 2 小时血糖 8.5mmol/L。中药继用 2 个疗程后，双下肢发麻、疼痛症状消失。随访 6 个月，未再复发。

2. 李某，男，43 岁。2004 年 3 月 15 日收住我院内分泌科。主诉：糖尿病 5 年，两足趾发凉不温，甲暗黑，痛觉减弱月余。患者一直用口服降糖药，血糖控制不满意，有明显的肢端感觉异常，伴麻木、刺痛或不同性质的肢体疼痛感，夜间或寒冷时加重。神经系统检查：深、浅感觉明显减退，膝、腱反射明显减弱。肌电图示：神经传导速度减慢，排除其他原因导致的周围神经病变。入院诊断为糖尿病性周围神经病变。伴有肢体麻木不仁，发冷刺痛，以下肢为著，入夜疼痛加剧，得温痛减，遇寒加重，面色萎黄无华，唇甲淡白，乏力汗出，神疲倦怠，舌暗苔白，舌下络脉瘀紫，脉沉细无力。空腹血糖 14mmol/L。口服二甲双胍治疗。3 月 20 日中医会诊，辨证属气阴两伤，寒凝血滞之证。治宜益气养阴，活血通络，温经散寒。身痛逐瘀汤加减：生黄芪 30g，生地 30g，玄参 30g，葛根 15g，桃仁 10g，红花 10g，川芎 10g，秦艽 15g，羌活 15g，当归 15g，川牛膝 15g，地龙 15g，没药 10g，丹参 30g，鸡血藤 30g，威灵仙 15g，水煎服，每日 1 剂，并用第 3 煎药液加入白酒 20mL 泡足。服药 1 个月，下肢变温，冷感消失，痛觉恢复，双足蹞趾、甲皮色变浅，并有脱皮，血糖 8mmol/L。守方再服 2 个月，诸证告愈，下肢温暖，足趾肤色正常。守方加山楂 30g，配成冲剂巩固疗效，随诊半年，血糖控制在 6.8mmol/L 以下，未再反复。[8]

3. 唐某，女，50 岁。2005 年 4 月 10 日入院。主诉：全身皮肤刺痛，四肢麻木酸痛 2 个月有余。患糖尿病 8 年，近 2 个月突然全身皮肤针刺样疼痛，触摸后明显，尤以双下肢、足跟和底部严重，以至行走困难，已半年不能工作，伴有形体消瘦，表情痛苦，腰膝酸软，爪甲枯脆，肢凉刺痛下肢明显，入夜为甚，得温痛减，遇寒加重，自汗气短，神疲乏力。查体：全身皮肤触痛，腱反射亢进，双下肢肌力减弱。肌电图示：轻度周围神经原性损伤。查空腹血糖 11mmol/L，诊为糖尿病周围神经病变。治疗采用胰岛素控制血糖，并配合静脉滴注川芎嗪及口服降糖药、扩血管及镇痛止痛治疗，血糖降至 8.0mmol/L，餐后 2 小时血糖 10mmol/L，但全身皮肤刺痛、双下肢麻木酸痛难忍未减。4 月 18 日邀中医会诊，症见：痛苦病容，肌肉瘦削，乏力，全身针刺样疼痛，触摸加剧。尤以双下肢、足跟及足底麻木疼痛为甚，不能下床着地，夜间加剧，舌胖暗苔白，脉沉细。证属：肝肾亏虚，络脉瘀阻，筋脉失养，寒湿阻络。治宜活血通络、滋补肝肾、散寒通络，用身痛逐瘀汤加滋补肝肾之品。生地 30g，当归 15g，桃仁 10g，红花 10g，赤芍、白芍各 10g，川芎 10g，川牛膝 15g，地龙 15g，羌活、独活各 10g，五灵脂 10g，秦艽 15g，丹参 30g，玄参 30g，葛根 15g，鸡血藤 30g，威灵仙 15g，川断 15g，枸杞子 10g，炮山甲 12g。水煎口服，每日 1 剂，分 2 次服，服药 20 剂，皮肤刺痛、触痛、四肢麻木酸痛均明显减轻，能下床行走。但双下肢、足跟及足底仍麻木疼痛难忍。守方加乌梢蛇 12g 再服 20 剂，皮肤疼痛、触痛告愈，双下肢、足跟及足底麻木疼痛偶发，活动自如，病人出院。取此方 20 剂，回家续服。并嘱其用第 3 煎药液加入白酒 20mL 泡足。随访半年，未再复发，恢复正常工作。

4. 张某，男，69 岁。2006 年 11 月 13 日就诊。主诉：手足麻木、冷凉、疼痛剧烈，夜间加重 6 个月余。自述 1999 年确诊糖尿病以来，坚持饮食控制和运动疗法，1 年后服用双胍类降糖药并注射胰岛素，血糖控制尚可，空腹血糖维持在 6～8mmol/L，餐后 2 小时血糖控制在 12mmol/L 以下。曾在我院内分泌科确诊为：糖尿病周围神经病变。近期出现四肢麻木，疼痛，肢重乏力，持杖步行艰难，痛苦异常。伴有形体消瘦，肌肤甲错，畏寒肢冷，腰膝酸软，口淡不渴，胃脘痞满，大便溏薄，小便清长，舌质暗红有瘀斑，舌体胖苔白腻，脉沉细有涩。证属：脾肾阳虚，痰瘀阻络。治宜祛瘀通络，温肾壮阳，健脾化痰，用身痛逐瘀汤加补肾温阳，健脾化痰之品。当归 15g，桃仁 10g，红花 10g，没药 10g，川芎 10g，五灵脂 10g，川牛膝 15g，地龙 15g，秦艽 15g，羌活 10g，丹参 30g，鸡血藤 30g，茯苓 15g，半夏 10g，威灵仙 15g，乌梢蛇 20g，桑寄生 20g，川断 15g，附子 15g，薏苡仁 30g，砂仁 10g，淫羊藿 15g。原口服降糖药不变。二诊：手足麻木、疼痛症状明显好转，精神状态改善，可持杖散步，效不更方。三诊：诸症均减，体力与精神状态良好，已不须持杖散步。四诊：病情平稳，复查血糖化验正常，基本无症状，精神体力佳。坚持服用汤药 3 个月余，病情持续稳定，多次化验血糖控制良好，半年后随访，肢体麻木疼痛未进展。上方均用天津三延 150R 型自动煎药机每 10 剂煎煮 1 次，分 10 天服用，每天早晚各服 200mL。并嘱其用药渣加白酒 20mL 煎煮足浴。

　　按：糖尿病是中医学中的"消渴"病，糖尿病性周围神经病变属于"痹证"、"肢痹"范畴，其病因病机多属消渴病，缠绵日久，气阴两虚，气虚推动血运无力，加之阴虚热盛煎熬阴津血液，致血运迟缓、血脉瘀阻、损伤脉络而发肢痹之证。故治疗中，身痛逐瘀汤由桃仁、红花、川芎、当归、秦艽、羌活、没药、五灵脂、香附、牛膝、地龙、甘草组成。具有活血行气，祛瘀通络，通痹止痛之功。行血分之瘀滞，理气分之郁结，活血而不耗血，祛瘀又能生新。方中当归既可养血活血又可柔筋缓急止痛；红花、桃仁、地龙、牛膝、没药、五灵脂活血化瘀、通络开痹；秦艽、羌活宣痹散寒；香附理气解郁、止痛。案例 2 患者消渴日久，气阴两虚，瘀血内阻，寒凝血滞，脉络闭塞，肢端脉络失养，引发足趾发凉不温、麻木、疼痛、肤色发暗等症。治疗在此方的基础上加入黄芪、生地、玄参、葛根以补气养阴；辅以丹参、鸡血藤、威灵仙疏通经络、养血活血、解痉止痛，诸药共奏益气养阴，活血通络，宣痹散寒止痛之功，使气阴得固，脉络通畅，寒湿消散。案例 3 患者因消渴多年，肝肾阴亏，脉络瘀阻，引起病人以自发性全身刺痛、麻木、下肢痛甚，感觉障碍。由于肝阴不足，筋脉失养故见手足麻木酸楚，肌肉萎缩、肢体不用；肾阴虚损则腰膝酸软。《丹溪心法》云："肾虚受之，腿膝枯细，烦疼。"治宜在此方的基础上加入滋补肝肾之生地、葛根、玄参、赤白芍、枸杞子、麦冬、川断；辅以丹参、鸡血藤、威灵仙、炮穿山甲活血通络，使肝肾得补，脉络通畅。案例 4 患者年势已高，消渴日久导致脾肾阳虚，痰瘀阻滞，脾肾阳虚，温煦不足，阳虚血瘀，络脉痹阻，阳气不达四末，故见肢体麻木冷痛等症，治宜在此方的基础上加入桑寄生、川断、附子温肾壮阳；辅以丹参、鸡血藤、威灵仙、乌梢蛇活血化瘀，通络止痛；茯苓、半夏、薏苡仁、砂仁健脾化湿，祛痰通络。综上所述，身痛逐瘀汤加味对治疗糖尿病周围神经病变和改善患者的症状、体征均有较好的作用，值得进一步观察。

第四节　痛　风

　　痛风是人体内有一种叫作嘌呤的物质的新陈代谢发生了紊乱，尿酸（嘌呤的氧化代谢产物）的合成增加或排出减少，造成高尿酸血症，当血尿酸浓度过高时，尿酸即以钠盐的形式沉积在关节、软组织、软骨和肾脏中，引起组织的异物炎性反应的一些症状。

　　痛风在临床上可分为四个阶段：第一阶段为高尿酸症期，病人除了血尿酸升高外，并未出现痛风的临床症状；第二阶段为痛风早期，血尿酸持续性增高，导致急性痛风性关节炎突然发作，绝大多数人是在睡梦中像被刀割般的疼痛所惊醒，首发部位常是脚的大踇趾，关节红肿、灼热发胀，不能盖被子，脚伸在外边，若有轻微的风吹过或稍有触碰，活动一下脚趾头，立马疼痛得像钻心一样，但在几天或数周内会自动消失，这种"来去如风"的现象，称为"自限性"。一次疼痛之后，看起来关节的炎症消除了，和正常人一样，实际上尿酸的结晶并没有消失，继续作怪，渐渐关节变得肿胀僵硬、屈伸不利；第三阶段为痛风中期，由刚开始发病时的一个脚趾关节，痛风性关节炎反复急性发作，几次急性发作以后，逐渐波及到指、趾、腕、踝、膝关节等全身关节，进而周围的软组织和骨质也遭到不同程度的破坏和功能障碍，尿酸结晶不断沉积，慢慢地形成了结石一样的"痛风石"，此时，肾功能正常或表现为轻度下降；第四阶段为痛风晚期，患者关节畸形及功能障碍日益严重，痛风石增多，体积增大，易破溃流出白色尿酸盐结晶，由于关节永久性畸形，影响了日常学习、工作和生活，给病人带来极大地身心痛苦。尿酸盐不断沉积到肾脏里，形成肾结石等，临床出现浮肿、少尿、蛋白尿、夜尿增多、高血压、贫血等提示肾功能受到损害，肾功能明显减退。病情进一步发展，则出现不易逆转的肾功能衰竭而危及生命。

中医学中亦有"痛风"病名，且历代医家有所论述。元·朱丹溪《格致余论》就曾列痛风专篇，云："痛风者，大率因血受热已自沸腾，其后或涉水或立湿地……寒凉外搏，热血得寒，汗浊凝滞，所以作痛，夜则痛甚，行于阳也。"明·张景岳《景岳全书·脚气》中认为，外是阴寒水湿，今湿邪袭人皮肉筋脉；内由平素肥甘过度，湿壅下焦；寒与湿邪相结郁而化热，停留肌肤……病变部位红肿潮热，久则骨蚀。清·林佩琴《类证治裁》："痛风，痛痹之一证也，……初因风寒湿郁痹阴分，久则化热致痛，至夜更剧。"同时西医学所讲的痛风还相当于中医学的"痛痹"、"历节"、"脚气"等证。

中医学对痛风病因与发病机制的认识有以下几方面：①素体阳盛，脏腑蕴毒；②湿热浊毒，留注关节；③脾虚为本，湿浊为标；④外邪侵袭，外邪留滞。

中医学治疗痛风，急性发作期以祛邪为主，治法有除湿泄浊，祛风散寒，清热解毒，活血通络等，常用方药如四妙散、白虎汤合桂枝汤、当归拈痛汤、宣痹汤、上中下痛风方等。缓解期扶正祛邪，用健脾益气、补益肝肾等，常用方药如正肾丸等。其他疗法如针灸、推拿、放血疗法、三元代谢疗法、膏药疗法等，均有一定的效果。

【临床应用】

闫氏等[9]近年来采用身痛逐瘀汤加减治疗本病31例，取得较好疗效。本组 31 例中，男 23 例，女 8 例；年龄最大者 70 岁，最小者 36 岁；病程最长者 10 年，最短者 1 个月。本组病人均采用低嘌呤饮食，控制肉食并禁酒，治疗上以活血化瘀、祛风通络止痛为主。方用身痛逐瘀汤加减，方药组成：桃仁 10g，红花 10g，秦艽 10g，川芎 10g，炙没药 6g，五灵脂 10g，香附 10g，怀牛膝 15g，地龙 10g，当归 15g，羌活 10g，甘草 5g。伴湿热者加土茯苓 30g，萆薢 10g；疼痛剧烈者加乌梢蛇 10g，延胡索 10g；皮下有结节者加僵蚕 10g，白芥子 10g。每日 1 剂，日服 3 次，7～14 天为 1 个疗程。治疗结果，本组 31 例中，显效 19 例（61.29%），有效 8 例（25.81%），无效 4 例（12.90%），总有效率为 87.1%。

【典型案例】

1. 雷某，男，35 岁，2006 年 12 月 6 日初诊。患痛风病 7 年，起病最初每年发作 1～2 次，逐渐增加到每年发作 3～5 次。此次左踝关节肿痛复发已有 1 个月余，先后自服秋水仙碱、别嘌呤醇、吲哚美辛、贝诺酯、苯溴马龙、碳酸氢钠、泼尼松等药，症状一度有所减轻，但未完全缓解，且受凉劳累后又加重，查血尿酸 523μmol/L，丙氨酸氨基转换酶 92IU/L，谷草转氨酶 72IU/L，肾功能正常。左踝关节肿痛，局部微红，皮温略偏高，饮食及二便正常，舌淡红、苔薄微黄腻，脉细。证属瘀血阻滞经络，兼夹湿热。方选身痛逐瘀汤加减。秦艽 15g，川芎 10g，桃仁 10g，红花 5g，独活 10g，没药 10g，当归 10g，五灵脂 10g，香附 5g，牛膝 15g，地龙 10g，甘草 5g，威灵仙 15g，豨莶草 10g，苍术 15g，黄柏 10g。水煎服，每日 1 剂。服 2 剂后肿痛明显缓解，服 4 剂后疼痛消失。[10]

2. 李某，男，37 岁，2006 年 5 月 22 日诊。患痛风病 10 年，反复双足第 1 跖趾关节或双踝关节肿痛，最初呈急性发作一般 1 年 1 次。后逐年加重。近 1 年来发作频繁，且发作时间延长。右踝关节持续肿痛已有 20 余天，皮色小红，皮温小高，查血尿酸 546μmol/L，肾功能正常，舌质淡，舌边齿痕，苔薄白，脉沉细弱。辨证属病久气虚、瘀而阻滞经络。选身痛逐瘀汤加减，秦艽 15g，川芎 10g，桃仁 10g，红花 5g，独活 10g，没药 10g，当归 10g，五灵脂 10g，香附 5g，牛膝 15g，地龙 10g，甘草 5g，黄芪 15g，威灵仙 15g。水煎服，每日 1 剂。服药 4 剂后肿痛明显缓解。之后患者擅自饮酒，右踝关节肿痛复发加重，继用原方或独活寄生汤加减服药治疗 1 个月，直至肿痛完全消失，后复查血尿酸降至 481μmol/L，随访半年余，未再复发。[11]

按：顽固性痛风以发作持续时间长，或频繁反复发作为特点，关节局部经常（或长期）肿痛，皮色小红或微红，皮温多正常或略偏高，舌质多暗红或淡红，舌苔白、黄或腻，脉象沉、细、弦、涩、滑，辨证属气血痹阻经络之"痹证"范畴，治用身痛逐瘀汤加减。诸药配伍有活血行气、祛瘀通络、通痹止痛之功，主治气血痹阻经络所致的肩痛、臂痛、腰痛、腿痛，或周身疼痛，经久不愈。服药期间停用一切相关西药，并嘱患者严格戒酒，避免摄入高嘌呤食物，尽量多饮水，使尿量每天在 2000mL 以上。

第五节　类风湿关节炎

类风湿关节炎是一种以关节滑膜炎为特征的慢性全身性自身免疫性疾病。滑膜炎持久反复发作，可导致关节内软骨和骨的破坏，关节功能障碍，甚至残废。血管炎病变累及全身各个器官，故本病又称为类风湿病。对其病因的解释尚未明了。以慢性、对称性、多滑膜关节炎和关节外病变为主要临床表现，属于自身免疫炎性疾病。该病好发于手、腕、足等小关节，反复发作，呈对称分布。早期有关节红肿热痛和功能障碍，晚期关节可出现不同程度的僵硬畸形，并伴有骨和骨骼肌的萎缩，极易致残。从病理改变的角度来看，类风湿关节炎是一种主要累及关节滑膜（以后可波及到关节软骨、骨组织、关节韧带和肌腱），其次为浆膜、心、肺及眼等结缔组织的广泛性炎症性疾病。类风湿关节炎的全身性表现除关节病变外，还有发热、疲乏无力、心包炎、皮下结节、胸膜炎、动脉炎、周围神经病变等。广义的类风湿关节炎除关节部位的炎症病变外，还包括全身的广泛性病变。1958 年美国风湿病学学会提出了经过修改的诊断标准，许多国家都采用这一标准，现介绍如下：

（1）晨僵。

（2）至少一个关节活动时疼痛或有压痛。

（3）至少一个关节肿胀（软组织肥厚或积液而非骨质增生，为医生所看到）。

（4）至少另一个关节肿胀（为医生所看到，两个关节受累所间隔的时间应不超过 3 个月）。

（5）对称性关节肿胀（为医生所看到），同时侵犯机体两侧的同一个关节（如果侵犯近侧指间关节、掌指关节或趾关节时不需要完全对称），远侧指间关节的累及不能满足此项标准。

（6）骨隆起部或关节附近伸侧的皮下结节（为医生所看到）。

（7）标准的 X 线摄片所见（除骨质增生外，必须有受累关节附近的骨质疏松存在）。

（8）类风湿因子阳性。

（9）滑膜液中黏蛋白凝固不佳。

（10）具有下述滑膜病理学改变中的三个或更多：明显的绒毛增生；表层滑膜细胞增生及呈栅栏状；明显的慢性炎细胞（主要为淋巴细胞和浆细胞）浸润及形成淋巴结的趋势；表层或间质内致密的纤维素沉积；灶性坏死。

（11）皮下结节中的组织学改变应显示中心区细胞坏死灶，围绕着栅栏状增生的巨噬细胞及最外层的慢性炎症细胞浸润。

典型类风湿关节炎诊断标准需上述项目中的 7 项。在（1）～（5）项中，关节症状至少必须持续 6 周；肯定类风湿关节炎诊断需上述项目中的 5 项。在（1）～（5）项中，关节症状至少必须持续 6 周；可能类风湿关节炎诊断需上述项目中的 3 项，（1）～（5）项中至少有 1 项。其关节症状至少必须持续 6 周；

可疑类风湿关节炎诊断需下列各项中的 2 项，而且关节症状的持续时间应不少于 3 周：

（1）晨僵。

（2）压痛及活动时痛（为医生所看到），间歇或持续至少 3 周。

（3）关节肿胀的历史或所见。

（4）皮下结节（为医生所看到）。

（5）血沉增快，C－反应蛋白阳性。

（6）虹膜炎（除非在儿童类风湿性关节炎，否则价值可疑）。

现代有关资料首见于 1957 年，主要介绍针灸治疗类风湿关节炎的经验。在 20 世纪 50～60 年代中以传统疗法治疗为主。进入 70 年代后，报道逐渐增多，尤其是 80 年代，广大医者在继承发掘古人宝贵经验的基础上又大胆创新，取得了某些突破性进展。在病名上，根据类风湿关节炎的特殊关节症状，参照古代文献有关记载并结合临床体会，有医者提出类风湿关节炎为"尪痹"一名，并为不少医家所接受。在治疗方面，除传统方药和针灸外，用专方、单方治疗本病的报道令人瞩目。如雷公藤，迄今为止是公认治疗本病的较为理想的有效新药。初步统计，本药临床报道已逾千例，有效率在 86.7%～98.4% 之间。多年随访资料证明其远期疗效也是乐观的。雷公藤对调节机体免疫功能的作用已得到普遍承认，目前除了对其化学成分、药理、毒副作用作进一步研究外，还致力于雷公藤的剂型、剂量的改革，力求发挥其更有效的治疗作用。

中医学认为类风湿关节炎相当于"痹证"范畴。《金匮要略》中称

"历节病"，亦是"痹证"范畴。痹，是闭阻不通之意。当人体脏腑或肌表经络受外邪侵袭，气血痹阻不能畅道，功能障碍而发生病变时，均可发为痹病。《灵枢·周痹》指出："此各在其处，更发更止，更居更起，以右应左，以左应右……更发更休也。"说明风寒湿热侵入血脉中，随血脉流窜，阻碍津液气血的运行，经脉瘀阻。在此基础上，后世医家对痹证的瘀血阻滞颇为重视。王清任在《医林改错》中认为"……总逐风寒去湿热，已凝之血，多不能活，……用身痛逐瘀汤。"叶天士在《临证指南医案》中指出"久病入络"说："风寒湿三气合而为痹，经年累月，外邪留者，气血俱伤其化为败瘀凝痰，混处经络，经用虫类搜剔，以动药使血无凝着，气可宣通。金元时期滋阴派代表医家朱丹溪在《丹溪心法·痛风》中指出"湿痰浊血流注"可致"痛风"，在治疗用药方面特别注重气血痰郁，多以祛湿除痰，疏通气血的药物为主。虞博的《医学正传》宗朱氏指出："治以辛温，兼以辛凉，疏散寒湿，开通郁结，使气行血和。"瘀血与痰浊既是机体在病邪作用下的病理产物，又是机体进一步病变的因素。本病日久痰浊与瘀血互结，以致病情缠绵难愈，关节肿大变形僵硬，皮下结节，肢体麻木，病处固定而拒按，日轻夜重，局部肿胀或有硬结、瘀斑，面色黧黑，肌肤甲错或干燥无光泽，口干不欲饮，舌质紫暗或有瘀斑，舌下静脉迂曲、延长、脉细涩等。[11]

【临床应用】

周氏[12]从1993年7月～1997年7月以加味身痛逐瘀汤治疗类风湿关节炎86例。其中男18例，女68例；年龄最小12岁，最大71岁，平均37.1岁；病程最短2个月，最长31年，平均4.5年，病程不足2年38例，2～10年30例，超过10年18例。类风湿因子阳性78例，治疗前血沉（57±2.34）mm/h。治疗结果，临床控制41例，占47.7%；显效22例，占25.6%；有效16例，占18.6%；无效7例，占8.1%。总有效率为91.9%。治疗后血沉为（29.6±1.94）mm/h。病程在2年以内的31例中有27例得到临床控制，病程10年以上的有5例治疗无效，仅2例临床控制。

贾氏等[13]自1988～1994年在辨证的基础上，用身痛逐瘀汤加减治疗类风湿关节炎急性期52例，其中20例病人配合服用雷公藤多苷片，取得满意疗效。本组皆以治疗30天为1个疗程。经1～2个疗程治疗后，52例病人中，痊愈22例，显效22例，好转6例，无效2例，总有效率为96.2%。其中对痊愈22例中15例进行了1～2年随访，复发2例，经服药治疗又痊愈。

黄氏等[14]从 2001 年 2 月～2003 年 6 月统计类风湿关节炎患者，共
68 例，随机分为 2 组。治疗组 36 例。男 11 例，女 25 例；年龄为 19～
72 岁，平均 39.5 岁；病程 0.8～22 年，平均为 6.2 年。对照组 32 例，
男 10 例，女 22 例；年龄 18～70 岁，平均 38.9 岁；病程 0.6～21 年，
平均 5.8 年。全部病例均符合 1987 年美国风湿病学会修订的类风湿关
节炎的诊断标准，其中治疗组病例按中医学辨证属"瘀血证"。治疗结
果治疗组痊愈 6 例，显效 8 例，有效 17 例，无效 5 例，总有效率
86.11%。对照组痊愈 2 例，显效 6 例，有效 13 例，无效 11 例，总有
效率 65.62%。

唐氏[15]近 10 年来，运用身痛逐瘀汤加减治疗类风湿关节炎 48 例，
收效良好。其特点是缓解症状快，配合功能锻炼，能在短期内使患者肢
体关节功能不同程度恢复；停药后稳定时间长，复发率低。统计的 48
个病例中，男 22 例，女 26 例；年龄最小 16 岁，最大 62 岁，平均 38.2
岁；病程最短 2 个月，最长 12 年，平均 15 个月；本组均经或正接受中
西药治疗。其中 32 例接受肾上腺皮质激素或（和）免疫抑制剂治疗。
结果参照《中药新药临床研究指导原则》第 II 辑有关类风湿关节炎疗
效判定标准。显效临床症状消失，血沉降至正常范围，关节功能完全或
部分恢复 33 例；有效临床症状明显缓解，血沉恢复正常范围，关节功
能有改善 12 例；无效症状体征无改善，理化检查指标无恢复 3 例。总
有效率为 93.75%。

孙氏等[16]自 1994 年 4 月～1996 年 6 月在门诊工作中运用身痛逐瘀
汤加味治疗类风湿关节炎 15 例，疗效满意。本组病例均为门诊病人，
其中男性 4 例，女性 11 例；年龄 31～52 岁，平均 43.4 岁；病程 1～11
年，平均 6 年。全部病例均经系统检查确诊类风湿关节炎，均符合中医
辨证属脉络瘀阻、气血不通。结果本组病例服药 15～64 剂，临床治愈
11 例，关节疼痛消失，能从事体力劳动，实验室检查均恢复正常。随
访一半以上未复发；好转 3 例，关节疼痛明显减轻，但活动或受凉后加
重，实验室检查均恢复；无效 1 例；总有效率 93.3%。

阮氏等[17]利用身痛逐瘀汤加减治疗痰瘀互结型类风湿关节炎以祛
湿化痰，逐瘀止痛，取得良好效果。方用：独活、羌活各 10g，秦艽
10g，桃仁 10g，地龙 10g，牛膝 10g，防己 10g，甘草 6g，威灵仙 15g，
川芎 15g，赤芍 15g，蜈蚣 2 条，白芥子 10g。其认为身痛逐瘀汤将大量
活血逐瘀药与少量祛风胜湿药巧妙组方，意在血行则可祛瘀，瘀血尽
去，则寒湿等邪亦随之而散。方中白芥子善治顽痰，而用蜈蚣等虫类
药，可增强祛风止痛作用，但因这类药物毒性较大，故宜中病即止。

李氏[18]用身痛逐瘀汤加减方治疗瘀血痹阻型类风湿关节炎，取得良好疗效。处方：桃仁10g，红花10g，当归10g，川芎10g，没药10g，五灵脂6g，香附10g，地龙10g，秦艽10g，羌活10g，制南星10g，川牛膝10g，甘草10g。水煎服。

魏氏等[19]用西药配合身痛逐瘀汤加减方治疗痰瘀互结型类风湿关节炎，取得满意效果。此型病例均给予消炎镇痛及免疫抑制剂药物，吡罗昔康片20mg/日，关节痛止即停服；泼尼松10mg，早8点顿服，应用8周；雷公藤总苷20mg，每日3次，坚持服用1年。在此基础上，方用身痛逐瘀汤合二陈汤加减，药物：桃仁、红花、川芎、当归、没药、五灵脂、地龙、牛膝、陈皮、清半夏、秦艽、羌活、土鳖虫各10g。水煎服。

张氏等[20]利用身痛逐瘀汤配合五虎散外敷治疗类风湿关节炎32例，取得满意效果。治疗组32例，男17例，女15例；年龄21～72岁，平均40岁；病程3个月～15年。对照组30例，男11例，女19例；年龄22～73岁，平均43岁；病程3个月～14年。方法：两组均给予泼尼松15mg/日，使用1周停用，上述治疗后，治疗组口服身痛逐瘀汤，药用秦艽10g，川芎10g，桃仁20g，红花12g，甘草10g，羌活10g，没药15g，当归20g，五灵脂15g，香附10g，牛膝20g，地龙15g，水煎服。外敷五虎散：方用生川乌、生草乌、白附子、天南星、细辛5味中药，制成药膏，敷于受累关节。以上2种制剂同时使用，隔日1次，10次为1个疗程。对照组：采用口服肠溶阿司匹林片每天3～4g，复方雷公藤制剂，0.5～1.0g/次，3次/天。口服药物的疗程时间与治疗组相同。结果经治疗3个疗程后，对照组病例中有5例出现上腹部胀痛、恶心、呕吐者2例，头晕2例，治疗组无一例出现明显副作用。治疗组关节功能的改善情况及疗效均优于对照组，有效率在95%以上。

王氏[21]应用身痛逐瘀汤对血瘀型类风湿关节炎进行康复治疗，以控制疼痛、避免引起关节破坏、循序渐进为原则，在减轻疼痛，减少多关节破坏等方面收到良好效果。处方：秦艽9g，川芎9g，桃仁6g，红花6g，甘草3g，羌活9g，没药9g，五灵脂9g，香附9g，牛膝9g，地龙9g，当归15g。水煎服。

李氏[22]用身痛逐瘀汤加减治疗风湿性关节炎取得了较为满意的效果。本组35例中，男26例，女9例；年龄最小2岁，最大68岁，病程最短2年，最长25年。治疗方法药物组成：当归30g，川芎15g，红花9g，桃仁9g，五灵脂9g，威灵仙15g，秦艽15g，羌活12g，川牛膝12g，香附12g，地龙15g，乳香9g，没药9g，甘草6g。水煎每日1剂，每次服250mL，早晚各服1次，10剂为1个疗程。随证加减：气虚加黄芪、党参；湿热肿痛加苍术、黄柏；寒重加附子；下肢痛重加木瓜、独活；腰痛加川断、狗脊；上肢痛而麻木加桂枝；四肢麻木，不甚疼痛者加丹参。治疗结果，治愈26例，显效3例，有效4例，无效2例。服药时间最短者15天，最长者50天。

檀氏[23]近8年来应用活血化瘀为主加减治疗类风湿关节炎，取得了较好疗效。46例中男性15例，女性31例；年龄最大78岁，最小12岁，平均年龄37岁；病程最短3个月，最长30年。中医辨证分型，湿热痹阻7例，风寒湿痹阻21例，痰浊痹阻6例，瘀血痹阻12例。治疗方法身痛逐瘀汤：秦艽15g，川芎15g，桃仁12g，红花10g，炙甘草9g，羌活15g，没药12g，当归12g，五灵脂10g，香附10g，淮牛膝15g，地龙10g，水煎2次，滤汁400mL，日服2次。加减：湿热痹阻者加黄柏15g，苍术15g，桑枝12g。风寒湿痹阻者加川乌15g，桂枝12g，防风12g，薏苡仁18g。痰浊痹阻者加皂角刺15g，半夏12g，白芥子12g。瘀血痹阻者加土鳖虫15g，透骨草20g，乳香10g。疗效观察，痊愈率54.4%，好转率30.4%，无效率15.2%，总有效率84.8%。

【典型病例】

1. 患者，女，47岁，1995年1月21日初诊，诉双手小关节疼痛反复发作2年余加重1周。既往已确诊为类风湿关节炎，本次因受凉引起，夜间痛甚，寐差，伴心慌胸闷气短，舌质紫苔薄白，脉沉细。实验室检查：血沉60mm/h，类风湿因子（+）1∶80，抗核抗体（+）1∶800。据脉症即以身痛逐瘀汤加味治疗，因伴心悸寐差故用上方加炒枣仁15g，夜交藤30g，水煎服，早晚各1次，药渣趁热敷患处，6剂后关节疼痛明显减轻，效不更方。嘱其将上方研末，每日3次，每次15g白开水送下，连服1个月关节疼痛及晨僵感均消失，血沉8mm/h，类风湿因子（-），抗核抗体（-），为防止复发，再服1个月。随访至今病情稳定无疼痛，余无不适，生活质量好。[24]

2. 患者，女，42岁，工人。因四肢关节疼痛4年，加重10个月，发热月余，于1992年7月19日以类风湿关节炎急性发作收入院。入院时搀扶而行，面色稍红，表情痛苦，双手指、腕关节及双足趾关节、踝、膝关节红肿，扪之灼热痛甚，指关节呈梭状，四肢关节活动明显受限，生活不能自理，关节疼痛昼轻夜重，诸关节晨僵尤甚，发热38℃，颞颌关节痛，不能张口，纳差，咽燥，大便偏干，2日1解，小便短赤。舌质红，苔黄稍腻，脉象滑数。类风湿因子（+），抗"O"正常，血沉113mm/h，X线摄片显示双手指、腕及双足趾、踝关节均有类风湿关节炎样改变。曾多方求医用多种中西药物治疗，未能控制。诊为热痹，辨证属湿热瘀阻经脉关节。治以清化湿热，活血通络。处方：薏苡仁30g，秦艽30g，苍术12g，知母12g，黄柏12g，生石膏30g，防己12g，羌活12g，香附12g，川牛膝15g，地龙12g，生地黄30g，紫草15g，牡丹皮12g，海桐皮15g，忍冬藤30g。水煎服，每日1剂，分2次服。配合雷公藤多苷片30mg，每日3次。治疗1周，发热、关节红肿消失，疼痛减轻，活动功能亦明显改善，生活可以自理。自觉筋挛，以上方去苍术、羌活，加补血养阴、舒筋缓痛药白芍30g，宣木瓜15g，继服3周，诸症悉除。复查类风湿因子试验（－），血沉12mm/h。偶有气候变化时稍感不适，服豨莶丸以善其后，住院治疗40天，痊愈出院。随访2年余，坚持正常工作，未见复发。[23]

3. 郝某某，男，38岁，工人。1991年9月21日初诊。症见腰骶及下肢刺痛难忍，活动受限，遇寒冷则疼痛加剧，不思饮食，入睡易痛醒，实验室检查抗"O"阳性，血沉47mm/h。舌质紫暗，苔白腻，脉细涩。证属寒湿附着经脉，瘀血阻滞不通。用上方加制川乌、川断各10g，木瓜9g。10剂药后痛疼减，食欲增，余症已除。嘱病人按原方再进5剂，诸症悉除，实验室检查抗"O"及血沉均正常。[25]

4. 叶某，女，53岁，1995年7月4日就诊。手足关节疼痛7年，双手近端指间关节呈梭形改变，痛如锥刺，腕关节肿胀疼痛，活动受限，双足跖趾间关节疼痛变形，晨僵约3小时，近3个月来痛及腰、背及周身关节，舌质暗边有瘀点、苔薄白，脉沉涩。实验室检查：血沉90mm/h，类风湿因子1：80。中医辨证为瘀血痹阻型，治宜活血逐瘀，除湿蠲痹，方用身痛逐瘀汤加减。处方：羌活、独活、秦艽、桃仁、红花、地龙、甘草、牛膝、防己各10g，川芎15g，当归20g，威灵仙30g，制没药、制香附各6g。每天1剂，水煎服。服本方10余天后，腰背及周身关节疼痛缓解，继加蜈蚣2条，全蝎、蜂房各6g，黄芪30g。连服2个多月，周身关节疼痛及晨僵均愈，腕关节活动明显好转。复查血沉25mm/h，类风湿因子（－）。

按：冯氏认为本病日久，湿、寒、热等邪着于关节，血行受阻，瘀血与湿、热、寒之邪互相盘踞，一般方药很难取效，而身痛逐瘀汤中将大量活血逐瘀药与少量的祛风胜湿药巧妙组方，意在血行则可祛瘀，瘀血尽去，则寒、湿等邪亦随之而散，确是治疗类风湿关节炎之良方。临证时，若有剧烈疼痛者，常用蜈蚣、全蝎、蜂房等药，增强祛风止痛的作用，但这类药物毒性较大，宜中病即止。[26]

5. 程某，女，60岁。因反复多关节肿痛伴晨僵20余年入院。诊见：双腕关节、掌指关节、近端指间关节肿痛，跖趾关节肿痛，晨僵约半天，肘关节、踝关节肿痛，肌肤甲错、干燥、无光泽，全身多处疼痛，疼痛固定不移，夜间为甚，四肢轻微麻木，腰膝酸软，神疲体倦，生活不能自理，舌质暗红有瘀斑或舌下静脉迂曲，苔淡黄，脉沉弦。双腕关节肿胀畸形，僵硬不能活动，压痛；双手呈尺偏畸形，掌指关节呈驼峰畸形，右手食指、中指以及左手食指、无名指呈鹅颈畸形，双手不能张开，压痛；双肘关节可触及风湿小体，跖趾关节向外侧偏斜，类风湿因子313IU/L，血沉85mm/h，双手（包括腕关节）X线摄片示：符合类风湿关节炎改变。中医诊断：痹证；西医诊断：类风湿关节炎。治以活血祛瘀。方以身痛逐瘀汤加减。处方：桃仁、红花、川芎、秦艽、当归、羌活、没药、香附、鸡血藤、蕲蛇、穿山甲各10g，牛膝15g，黄芪、伸筋草各30g，丹参、威灵仙各20g，蜈蚣2条，炙甘草5g。每天1剂，水煎服。口服灵芝胶囊、六味地黄丸，每天2次。配合蜂针，每天1次，1个月后改每周2次。治疗1个月后，关节肿痛缓解，轻微晨僵，约30分钟左右，活动后缓解。再守上方加减，继续服用2周，症状缓解，生活能自理。复查类风湿因子30IU/L，血沉18mm/h，肝肾功能正常。出院后门诊继续以上方辨证加减巩固治疗。随访3年，病情稳定，未见明显加重。[27]

6. 刘某某，女，48岁，干部，于1985年4月11日住院。四肢关节疼痛反复发作1年余，伴患处红、肿、热感，双下肢及右手活动受限，入院前曾在某院住院治疗，诊为类风湿关节炎，先后用过吲哚美辛、阿司匹林、布洛芬等，疗效不显，遂用地塞米松治疗，症状一度缓解，但仍反复发作，出院后也曾服中药及药酒多剂均未显效。由于病情加重2个月，收入我院中医内科病房。入院时一直服用地塞米松1.5mg/日。查体：双下肢膝关节肿痛拒按，右手腕关节疼痛，活动受限，舌质暗红、苔薄，脉弦细。复查抗"O"1∶800，血沉38mm/h，类风湿因子阳性1∶64。X线摄片示：双膝关节骨质疏松、关节腔隙狭窄。符合类风湿关节炎诊断。中医辨证属瘀血痹证。拟逐瘀活血法，投身痛逐瘀汤。处方：桃仁、牛膝各15g，地龙12g，秦艽、羌活、川芎、香附、红花、黄柏各10g，甘草6g。12剂后，患者关节疼痛减轻，且逐停地塞米松及其他西医，继服上方2个月，关节、肌肉红肿热痛消失，活动自如，复查抗"O"1∶100，血沉19mm/h，类风湿因子转为阴性，遂痊愈出院。按上方制成水丸，回家继续服，以巩固疗效。半年后来信，已能正常上班，未再复发。[28]

按：风湿性关节炎属中医学"顽痹证"范畴，是由于气血痹阻不通，筋脉关节失于濡养，引起血液凝滞不通，经久不愈而成瘀血。故治以身痛逐瘀汤，活血化瘀、行气止痛，乃宗"治风先治血，血行风自灭"之义。以桃仁、红花、当归活血化瘀；五灵脂、地龙祛痰通络；川芎、没药、香附理气活血止痛；羌活、秦艽祛风湿；怀牛膝强筋骨；甘草调和诸药。本方适用于痛痹经久不愈，瘀血阻络，疼痛不已者，经临床验证，确有可观疗效。

第六节　风湿性关节炎

风湿性关节炎是一种常见的急性或慢性结缔组织炎症。可反复发作并累及心脏。临床以关节和肌肉游走性酸楚、重着、疼痛为特征，属变态反应性疾病，是风湿热的主要表现之一，多以急性发热及关节疼痛起病，典型表现是轻度或中度发热，游走性多关节炎，受累关节多为膝、踝、肩、肘、腕等大关节，常见由一个关节转移至另一个关节，病变局部呈现红肿、灼热、剧痛，部分病人也有几个关节同时发病，不典型的病人仅有关节疼痛而无其他炎症表现，急性炎症一般于 2～4 周消退不留后遗症，但常反复发作。若风湿活动影响心脏则可发生心肌炎甚至遗留心脏瓣膜病变。症状体征：关节疼痛。晨僵患者晨起或休息较长时间后，关节呈胶黏样僵硬感，活动后方能缓解或消失。晨僵在类风湿关节炎中最为突出，可以持续数小时，在其他关节炎则持续时间较短。关节肿胀和压痛往往出现在有疼痛的关节，是滑膜炎或周围软组织炎的体征，其程度因炎症轻重不同而异。可由关节腔积液或滑膜肥厚所致。骨性增生性肥大则多见于骨性关节炎。关节畸形和功能障碍指关节丧失其正常的外形和活动范围受到限制，如膝不能完全伸直，手的掌指关节有尺侧偏斜，关节半脱位等。这些改变都与软骨和骨遭破坏有关。在类风湿关节炎常见。自身抗体：在风湿性疾病的范围内应用于临床的自身抗体分以下四类：抗核抗谱、类风湿因子、抗中性粒细胞浆抗体、抗磷脂抗体。对弥漫性结缔组织病的诊断有很多的作用。滑液检查在一定程度上反映了关节滑膜炎症。特别是在滑液中找到尿酸盐结晶或滑膜细菌培养阳性则分别有助于痛风或化脓性关节炎的确诊。关节影像检查 X 线检查有助于关节病变的诊断和鉴别诊断，亦能随访了解关节病变的演变。是目前最常用的影像学诊断方法，其他尚有关节 CT、MRI、同位素等检查。病理活组织检查所见的病理改变如狼疮带对系统性红斑狼疮、类风湿结节对类风湿关节炎、唇腺炎对干燥综合征、关节滑膜病变对不同病因所致的关节炎都有着重要的意义。

《内经》论述解释痹证的分类有三种，根据病邪的偏胜，"痹"可分为：行痹、痛痹和着痹；根据发病季节分为：筋痹、脉痹、肌痹、皮痹、骨痹；按病变部位分为五脏痹和六腑痹。在《灵枢·周痹论》中说："风寒湿三气，侵犯于分肉之间，引起众痹"，而众痹的病证特点，"疼痛上下游走，左右对应，无有止息，痛无定处。"《素问·痹论》曰："风寒湿三气杂至，合而为痹也，其风气盛者为行痹，寒气盛者为痛痹，湿气胜者为着痹。"并指出血凝痹病的主要病机是外邪侵袭使经络痹阻，气血不行，所以其主要临床表现为肌肉、筋骨、关节酸痛、麻木、重着、灼热肿胀、僵直拘挛、屈伸不利、畸形等，留着皮肉则为红斑或结节，久痹累及脏腑及所属五体，可致脏腑功能失调。从西医学意义上说，痹病是全身免疫性疾病，其病变可累及多个系统和器官。因此，临床表现除肌肉关节这一运动系统相关症状外，还可出现血液、心血管等各系统的症状和体征。在临床上以肢体疼痛、肿胀、酸楚、麻木、重着、变形、僵直及活动受限等为主要表现，严重时可累及脏腑。本病缠绵难愈，病程久长，瘀血则贯穿疾病始末。王清任在《医林改错》中指出："痹证有瘀血。"当以活血化瘀通络治之。高士宗亦曰："痹，闭也，血气凝涩则不行也。"[29]

【临床应用】

徐氏等[30]用身痛逐瘀汤临证加味治疗痹证 48 例，取得较满意的疗效。本组男 21 例，女 27 例；年龄 20 岁以下 12 例，21～30 岁 18 例，31～40 岁 10 例，41～50 岁 5 例，51 岁以上 3 例；病程 2 年以内 23 例，2～3 年 16 例，4～5 年 6 例，5 年以上 3 例。治疗结果，痊愈 3 例占 6.2%，显效 19 例占 39.6%，有效 24 例占 50%，无效 2 例占 4.2%。总有效率占 95.8%。

刘氏[31]应用身痛逐瘀汤加减治疗痹证 160 例，取得满意效果。本组 238 例，其中男 124 例，女 114 例；年龄在 18～74 岁，平均年龄（31.6±5.8）岁；病程 1～36 年，平均（5.8±0.65）年。将患者随机分为身痛逐瘀汤治疗组（治疗组）160 例和西药治疗组（对照组）78 例。治疗组药物组成：秦艽 15g，川芎 12g，桃仁 12g，红花 12g，羌活 18g，没药 12g，香附 10g，牛膝 12g，鸡血藤 20g，地龙 12g，当归 15g，炮穿山甲 12g，炙僵蚕 10g，蜂房 10g。风偏胜加防风、威灵仙；寒偏胜加细辛、生麻黄、制附片、桂枝；湿偏胜者加苍术、薏苡仁、防己；热痹加金银花、连翘、知母、生石膏；上肢加桑枝、桂枝；下肢加独活、川牛膝；气虚加黄芪、党参；血虚加熟地、炒白芍；阴虚加桑寄生、枸杞子；阳虚加仙茅、补骨脂；久病加全蝎。每日 1 剂水煎服。对照组阿司匹林 0.5～1.0g，每日 3 次，服时嚼碎，与复方氢氧化铝合用；丙磺舒0.25g，每日2次口服，1周后增至0.5～1.0g，每日2次口服。治疗3周为1个疗程。3个疗程后观察评定疗效，治疗组显效131例占81.9%，有效29例占18.1%，总有效率100%，对照组显效21例占27%，有效48例占61.5%，总有效率88.5%（$P<0.01$）。

靳氏[32]依据1998年4月全国"风湿四病"昆明会议规定的诊断标准确诊，60例皆门诊治疗观察，按瞻前性、单盲、随机数字表法随机分为3组。方法：采用身痛逐瘀汤加针灸治疗本病60例，并设西药吲哚美辛为对照组60例，结果：治疗组总有效率93.3%。

徐氏等[33]用身痛逐瘀汤临证加味治疗痹证48例，取得较满意的疗效。本组男21例，女27例；年龄20岁以下12例，21～30岁18例，31～40岁10例，41～50岁5例，51岁以上3例，病程2年以内23例，2～3年16例，4～5年6例，5年以上3例。方药：身痛逐瘀汤，牛膝、地龙、羌活、秦艽、甘草、香附、当归、川芎、桃仁、没药、红花。加味：风邪胜加防风、防己；湿邪重加苍术、薏苡仁；寒邪重加川乌、桂枝；热邪盛加石膏、黄柏；痛剧加乌梢蛇、全蝎；正虚加黄芪、当归；久病及肾加杜仲、巴戟天；痹痛上肢偏重加羌活、桂枝；下肢偏重加独活、威灵仙；关节肿胀加刘寄奴、苏木。用法：全部病例用身痛逐瘀汤加味，水煎服，每日1剂。治疗结果痊愈3例占6.2%，显效19例占39.6%，有效24例占50%，无效2例占4.2%。总有效率占95.8%。

张氏等[33]应用身痛逐瘀汤治疗风湿性关节炎患者45例，其中男15例，女30例；年龄在15～22岁6例，23～24岁8例，30岁以上31例；本病春季多发，首次发病21例，反复发病24例。治疗结果，治愈35例，一直没复发；症状明显好转的7例；症状缓解3例。所有患者治疗后抗"O"均在403以下。症状消失，舌质，脉象恢复正常。

董氏等[25]用身痛逐瘀汤加味治疗类风性关节炎38例，收到良好效果。38例中男22例，女16例；年龄在20岁以下者8例，21～40岁者27例，47岁以上者3例；病程在1年以内者9例，1～3年者21例，3年以上者8例。临床表现为全身关节肌肉疼痛，呈游走性，活动则加剧，每逢阴雨、寒冷天气为甚等。实验室查抗"O"均为（+），血沉均在40mm/h以上。结果，38例中治愈（自觉症状消失，实验室检查抗"O"及血沉均正常）32例，好转（自觉症状消失，实验室抗"O"及血沉均下降）4例，无效（治疗前后无明显变化）2例。

付氏[34]每遇痹痛久而不愈，或疼痛剧烈，痛有定处，舌有瘀点，脉多迟缓、沉细、涩而无力者，用"身痛逐瘀汤"治疗，取得了较好的疗效。所有的患者均为我院1997～2004年病房及门诊患者，共48

例。其中男 27 例，女 21 例；年龄最大 69 岁，年龄最小 19 岁，平均 47.2 岁；病程 1 周 ~20 年，平均 6.3 年。按西医诊断为风湿性关节炎 21 例，类风湿关节炎 21 例，痛风性关节炎 6 例。经治疗 48 例患者中，临床治愈 26 例；显效 11 例；好转 8 例；无效 3 例。总有效率为 93.8%，治疗时间最短 2 周，治疗时间最长为 3 个月。

李氏[22]近年来，用身痛逐瘀汤加减治疗风湿性关节炎取得了较为满意的效果。本组 35 例中，男 26 例，女 9 例；年龄最小 22 岁，最大 68 岁，病程最短 2 年，最长 25 年。结果，治愈：复查血沉，抗 "O" 类风湿因子恢复正常者及临床症状消失者计 26 例；显效：疼痛基本消失或明显减轻者计 3 例；有效：劳累或遇天气变化，关节疼痛或肿痛有好转者计 4 例；无效：关节疼痛或肿痛无好转者计 2 例。服药时间最短者 1 天，时间最长者 50 天。

陈氏[35]自 1989 年 10 月 ~1994 年 11 月运用此方加减，治疗痹证 48 例，取得了满意疗效。48 例中，男 21 例，女 27 例；年龄最小者 30 岁，最大者 75 岁；病程最短者半年，最长者 25 年；痹证部位：肩关节 24 例，膝关节 10 例，肘关节 9 例，踝关节 5 例；中医辨证：风痹 8 例，寒痹 35 例，湿痹 5 例。方用身痛逐瘀汤：秦艽、茯苓、生黄芪各 25g，地龙 12g，红花、桃仁、川芎、当归各 8g，羌活、独活、五灵脂（炒）、甘草各 6g，木香 5g。每日 1 剂，水煎 2 次，早晚各服 1 次。寒气胜者，加生麻黄 6g，桂枝、制川乌各 5g；风胜者，加细辛 3g，防风 6g，葛根 15g；湿胜者，加薏苡仁 25g，苍术、白术各 6g，牛膝 10g。连服 3 周为 1 个疗程。结果，痊愈 30 例，显效 9 例，好转 6 例，无效 3 例，总有效率 93.75%。

尹氏[36]统计 40 例，均为中医门诊病例。其中男性 28 例，女性 12 例；年龄 20~30 岁 8 例，31~40 岁 15 例，41~50 岁 10 例，51~63 岁 7 例；病程最长 10 年，最短 3 个月。大多数患者经身痛逐瘀汤加味治疗收到很好的效果。治疗方法，全部病例均按中医辨证施治。以身痛逐瘀汤加味。处方：秦艽 20g，川芎 20g，桃仁 10g，红花 5g，五灵脂 10g，羌活 15g，没药 10g，当归 20g，香附 10g，地龙 10g，牛膝 20g，甘草 5g，水煎服，每 2 天服 1 剂，忌食酸冷豆类。加减：久病体质较虚弱加黄芪 30g 扶正气；若瘀血或有肌肤青紫痛如针刺加三棱 10g，莪术 10g，加强活血之功；全身肌肉关节疼痛剧烈难忍加延胡索 20g，乳香 10g，荜茇 10g，加强行气活血止痛；游走性疼痛，肢体沉重麻木加独活 5g，木瓜 15g，桑枝 15g，加强祛风除湿通络止痛；大便干燥加大黄 5g，既通腑又加强活血化瘀；关节红肿热痛加苍术 15g，黄柏 10g，清热燥湿；

口干加天花粉 10g，生地 20g，生津止渴。治疗结果：轻者服 1~2 个疗程痊愈 9 例，3~4 个疗程痊愈 20 例，5~6 个疗程痊愈 3 例，无效 5 例，在治疗期间未见任何毒副作用。

翁氏[37] 几年来对采用常规中、西药长期治疗效果较差或无效者，改用身痛逐瘀汤加减治疗，取得较满意疗效。本组 32 例中，男 18 例，女 14 例；年龄最小 22 岁，最大 52 岁；病程最长 23 年，最短 10 个月；痛痹 15 例，行痹 8 例，着痹 6 例，热痹 3 例。有效治疗效果本组 32 例中，痊愈 12 例，显效 10 例，7 例，无效 3 例，总有效率为 90.6%。

王氏[38] 1995 年 10 月~2000 年 9 月，采用身痛逐瘀汤治疗中医痹证范畴的骨伤科常见病，经 5 年临床观察，认为身痛逐瘀汤具有非甾体抗炎药无法比拟的可靠疗效和复发率低的优点。120 例病人均采自门诊，随机分成 2 组。治疗组 70 例，男 38 例，女 32 例；年龄 16~45 岁 42 例，46~65 岁 18 例，66 岁以上 10 例；病程最短 3 天，最长 2 年；职业：非体力劳动者（如教师、医务人员、官员、职员等）38 例，体力劳动者（如工人、农民、运动员、军人等）32 例。对照组 50 例，男 26 例，女 24 例；年龄 15~45 岁 29 例，46~65 岁 15 例，66 岁以上 6 例；病程最短 4 天，最长 2 年；职业：非体力劳动者 30 例，体力劳动者 20 例。治疗组：身痛逐瘀汤。方药组成：秦艽、川芎、桃仁、红花、甘草、羌活、没药、当归、五灵脂、香附、牛膝、地龙。每日 1 剂，水煎 3 次分服。临证加减法：若关节红肿热痛，身体重着，舌苔厚腻等湿热偏重者，可于方中加苍术、黄柏以清热燥湿；若病久气虚，症见面色萎黄，头晕目眩，心悸气短、动则自汗、语声低微、倦怠乏力者，可加黄芪、党参以扶正气；若病久阴亏津耗，有口干舌燥，目涩耳鸣，舌红少苔或无苔，可加生地、天花粉、麦冬，以滋阴、清热、生津止渴；若全身筋肉骨节疼痛剧烈，夜不能寐者，可加延胡索、乳香、泽兰等，以加强行气活血止痛效果；若疼痛游走不定肢体沉重麻木，可加独活、木瓜、伸筋草等，以加强祛风除湿，通经活络的功效；若肌肤青紫或有瘀斑，痛如针刺之瘀血证突出者则加入三棱、莪术、土鳖虫等加强活血破血之功。治疗结果治疗组：显效 38 例，占 54.28%，有效 27 例，占 38.57%。总有效率 92.85%。

勒氏等[32] 采用身痛逐瘀汤加针灸治疗本病 60 例，取得良好效果。口服身痛逐瘀汤：桃仁 12g，秦艽、羌活、没药、五灵脂、香附、当归各 10g，红花、牛膝、地龙各 9g，川芎、甘草各 6g。每日 1 剂，2 次煎浓汁 300mL，分早晚服。中药配合针灸：口服身痛逐瘀汤加针灸。取阿是穴和近端取穴，采用针刺加温针灸，先泻后补，留针 20 分钟，每日

1次。30天为1疗程，休息1周，继续第2个疗程，每例共治60天。结果治愈27例，显效16例，有效8例，无效9例，有效率85%。

郑氏[39]用身痛逐瘀汤加减治疗属气滞血瘀为主的痹证患者21例，取得较为满意疗效。全部病例为本院门诊患者曾应用常规剂量阿司匹林、布洛芬、氨糖美辛等西药治疗，效果不明显者，其中男性8例，女性13例。方用身痛逐瘀汤，秦艽10g，川芎9g，桃仁10g，红花12g，羌活9g，没药9g，当归15g，五灵脂9g，香附9g，怀牛膝10g，地龙9g，炙甘草6g，根据病情加减应用。气滞血瘀兼寒湿加桂枝12g，茯苓10g，干姜3g；兼湿热者减羌活加黄柏6g，防风6g；兼肾阳虚者减羌活、秦艽加生地15g，枸杞子10g，女贞子10g，墨旱莲6g；兼肾阳虚者减羌活、秦艽加肉桂6g，山茱萸12g；偏于气虚者加党参15g，黄芪15g；偏于血虚者减羌活加阿胶15g，白芍10g。每日1剂，忌辛辣油腻之品，2个月为1个疗程，一般服3~5个疗程。治疗结果，21例痹证患者，基本痊愈5例，好转14例，无效2例，有效率达90%。

【典型病例】

1. 赵某，男，44岁，教师。1998年11月3日初诊。6个月前因徒步涉水而引起浑身疼痛久治不愈，按之关节痛，时而刺痛难忍，伴有麻木感，屈伸不利，近2周来活动疼痛加剧，行动不便。舌质暗兼有瘀点，脉涩而沉。实验检查：血沉56mm/h，类风湿因子（-），抗"O"1：250。诊断：风湿性关节炎。治则：活血通络，逐瘀止痛。方用身痛逐瘀汤加减。处方：当归20g，川芎15g，红花12g，桃仁12g，五灵脂12g，乳香9g，没药9g，秦艽15g，羌活12g，地龙15g，川牛膝10g，香附12g，威灵仙12g，甘草10g。水煎服5剂后，全身疼痛减轻。继服原方5剂后各关节疼痛消失，功能恢复正常。复查血沉降至7mm/h。随访未再复发。[22]

2. 孙某，女，50岁。纺织工人，1989年11月22日初诊。背脚痛楚，时轻时重，右肘关节疼痛，活动障碍2个月余。经服吲哚美辛、抗风湿灵、泼尼松，以及普鲁卡因、维生素B、针剂局部封闭等治疗，疼痛能暂时缓解，但停药后其症复现。近日天气渐冷，症状增重，背如负物，绷胀疼痛，肘痛不能抬举，活动障碍，兼有腰酸膝软、食欲不佳，苔薄白，脉沉细而弦。证属寒湿入于经络，气血运行不畅，筋骨失其温煦。治拟散寒除湿，活血化瘀，温经通络。身痛逐瘀汤加减：秦艽、生黄芪、茯苓各25g，地龙15g，川芎、当归、红花各8g，五灵脂、桂枝、羌活、独活、生麻黄、甘草各6g，3剂后复诊，疼痛减轻，肢冷好转，原方去五灵脂、桂枝，加三七3g（先煎），牛膝10g，制川乌6g。5剂。

三诊，诸恙均减，疼痛十去七八，但因时值天气寒冷，原方去羌活、独活、生麻黄，加淫羊藿12g，杜仲10g，黄芪加至30g。10剂而愈。续用金匮肾气丸连服45天以巩固疗效。追访1年未见复发。

按： 活血化瘀是治疗痹证的要法之一，故在治疗上，随证酌加活血化瘀药。身痛逐瘀汤中，用当归、川芎、红花、桃仁活血祛瘀，牛膝祛瘀血、通血脉、强筋骨；五灵脂活血化瘀且治血痹刺痛；黄芪益卫固表、温煦经络；茯苓健脾利湿；甘草缓急止痛；加秦艽、羌活、独活、地龙通经宣痹止痛。诸药合奏活血化瘀，通经宣痹，理气止痛之效。总的来说，治痹证用活血化瘀之品，可令气血畅通，营卫调和，早用易于奏效。若待至酿成沉痹，方施其治，则为难治。[35]

3. 陈某，男，58岁，退休工人，1993年7月12日初诊。主诉：因长期在井下工作，患风湿性关节疼痛数年，经常反复发作，现下肢持续性疼痛1个月余，加重半月伸屈不利，痛加剧，经服西药及局部封闭等，效果不佳，症见左下肢后侧疼痛难忍，伸屈不利，行走困难，夜眠欠佳，饮食尚可，大小便正常，舌质暗红，苔薄白，脉弦细。诊断：寒痹，坐骨神经痛。治则：活血化瘀，通络止痛，祛风除湿。以身痛逐瘀汤全方加延胡索20g，独活15g，木瓜15g，荜茇10g。复诊：经服上方2剂后疼痛有明显减轻。继服8剂后疼痛大减，每天可以行走一二百米左右。三诊：疼痛麻木基本痊愈，加之自己锻炼所以病情恢复较快，嘱再服12剂以巩固疗效，由于患者好喝酒将本方加三七30g，配1剂泡酒服，至今未复发。[36]

4. 刘某某，男，52岁，1988年5月初诊。患者腰腿痛近10年，腰强直不利近半年。现双侧小腿至踝关节肿胀疼痛，活动受限，动则作响，关节微红肿，触之皮肤灼热感，小便较黄，大便常，舌红有瘀点、苔黄薄腻，脉弦涩。化验室检查：类风湿因子（－），血沉72mm/h，抗"O"500u以上，血常规白细胞12.8×10^9/L。诊断：湿热夹瘀痹证，治以清热利湿、活血祛瘀。处方：身痛逐瘀汤去川芎、羌活，加黄柏、苍术、桃仁。初服3剂见效，守原方共服15剂。自觉症状全部消失。化验室检查：血沉15mm/h，抗"O"500u以下，血常规白细胞7.0×10^9/L，临床治愈。[37]

按： 临床上"身痛"的原因可以归纳为：一是气血虚弱，肌肤、筋骨失于濡养，脉络拘急而疼痛，多属虚证；二是外邪所侵，阻滞经络，营血不利而疼痛，多为实证。身痛逐瘀汤是为后者而设。当归、川芎、红花、桃仁活血祛瘀；牛膝祛瘀血、通血脉、强筋骨；五灵脂活血化瘀且治血痹刺痛；黄芪益卫固表、温煦经络；茯苓健脾利湿；甘草缓急止痛，加秦艽、羌独活、地龙通经宣痹止痛。诸药合奏活血化瘀，通经宣痹，理气止痛之效。虽然本方对痹证夹瘀者有效，但临床上对有出血倾向的患者，如肺结核、胃溃疡、月经期以及孕妇和年老体弱者，都应慎用。而且治疗过程中应注意"衰其大半而止"，以免耗伤正气。

5. 高某某，男，80岁。2004年1月1日晚初诊。患者由家人担架抬至连师家中诊治，诉2周前起病，右手臂及周身疼痛，颜面亦抽痛，痛在半夜子时至清晨（自晚11点20分起痛剧），甚则在床上乱爬，白昼则好转，脉沉涩，舌苔白腻，治拟王氏身痛逐瘀汤法：秦艽、川芎、生甘草、羌活、制没药、五灵脂、制香附、桂枝各6g，桃仁、红花、川牛膝、穿山甲各10g，当归15g，7剂。1月10日由家人搀扶至连师家中诊治。诉服前方3剂后，即感周身疼痛明显减轻，现右手臂仍略有疼痛，左耳内疼痛，左关脉小弦，至数分明，舌苔微黄腻。守前方加片姜黄6g，茯苓15g，再服10剂。1月29日，其子来家中告知老人病痛已瘥。

按：《素问·痹论》云："风寒湿三气杂至，合而为痹。"风寒湿邪阻滞经络，气血运行不畅，则瘀血凝滞，不通则痛，而致臂痛、肩痛、腿疼、腰痛或周身疼痛。病证昼轻夜重，乃瘀血作祟。以白昼阳气来复，血行较畅，而夜间阴气盛，则血瘀加重故也。初诊投以身痛逐瘀汤加穿山甲、桂枝活血化瘀，宣痹止痛，加穿山甲，取其性走窜行周身之瘀滞；桂枝横行手臂，温通经脉。复诊加片姜黄活血行气，通经止痛，其长于行肢臂而除痹痛；舌苔微黄腻，乃瘀血夹杂湿热，故加茯苓甘淡渗利除湿热。方药对证，服药近20剂，病痛痊愈。[40]

6. 王某某，女，35岁，农民。主诉：肢体关节疼痛3个月。患者家种水稻，经常赤脚在水田中劳动，不知不觉便出现全身酸楚，肌肤麻木，关节重着疼痛，痛有定处，遇寒痛增，得热痛减。血沉：300mm/h，抗"O"：1250u。西医诊断：风湿性关节炎。应用抗风湿药及激素治疗，用药时症状缓解，停药后症状复发，遂来求治。余据其脉弦紧，舌苔白腻，属痹证范畴，治以通络宣痹除湿，活血祛瘀止痛。方用身痛逐瘀汤加苍术20g，黄柏20g，独活15g，桑枝15g，威灵仙15g。服药10剂后复诊，疼痛大减，肌肤麻木消失，肢体活动轻便，腻苔消失。原方减苍术、黄柏，继服10剂，痛止而愈，随访2个月未复发。[41]

按：风湿性关节炎与中医内科学的肢节痹病无论是在病因、病位、病机以及临床症状等方面，都不尽相同。痹病是由风寒、湿邪侵袭肌体，使肌肉、关节、经络痹阻，正如《素问·痹论篇》云："风寒湿三气杂至，合而为痹也"。病程日深，气血运行不畅日甚，则形成瘀血痰湿阻痹经络，所以，《医学心悟·痹》篇在论述治疗时，着重提及"所谓治风先治血，血行风自灭"。身痛逐瘀汤的组方符合本病证的治疗原则，另加苍术、黄柏，以增除湿之效，但苍术性偏温燥，易于伤阴，黄柏乃苦寒之品，过用易于败伤胃气，影响正气的恢复，所以10剂之后中病而止。原方中羌活善散表浅风湿，偏于上半身风寒湿之痹，另配独活除深伏的风湿，偏于下半身的风寒湿疼痛；原方中牛膝长于活血通经利关节，再配威灵仙辛散性急善走，则通达经络效强，又加善于祛风、通利关节的桑枝。如此配伍，使上下、内外、深浅，四肢关节之痹得以蠲除。

第七节　风湿性心脏病

风湿性心脏病简称风心病，是指由于风湿热活动，累及心脏瓣膜而造成的心脏病变。表现为二尖瓣、三尖瓣、主动脉瓣中有一个或几个瓣膜狭窄和（或）关闭不全。患病初期常常无明显症状，后期则表现为心慌气短、乏力、咳嗽、肢体水肿、咳粉红色泡沫痰，直至心力衰竭而死亡。有的则表现为动脉栓塞以及脑梗死而死亡。本病多发于冬春季节，寒冷、潮湿和拥挤环境下，初发年龄多在5~15岁，复发多在初发后3~5年内。

风湿性心脏病是甲组乙型溶血性链球菌感染引起的变态反应的一部分表现。它在心脏部位的病理变化主要发生在心脏瓣膜部位。病理过程可分为三期：炎症渗出期、增殖期、瘢痕形成期。

中医学认为风湿性心脏病多属于"怔忡"、"喘证"、"水肿"、"心痹"等范畴。其病机主要是风寒湿邪内侵，久而化热或风湿热邪直犯，内舍于心，乃致心脉痹阻，血脉不畅，血行失度，心失所养，心神为之不安，表现心悸、怔忡，甚而阳气衰微不布，无以温煦气化，而四肢逆冷，面色㿠白，颧面暗红，唇舌青紫。水湿不化，内袭肺金，外则泛溢肌肤四肢或下走肠间，见到浮肿，咳嗽气短，胸闷脘腹痞胀，不能平卧等证。

【典型案例】

周某，女，45岁，患风湿性心脏病（二尖瓣狭窄）8年。1992年11月6日因突然昏倒，清醒后出现半身不遂，口㖞，言语謇涩而来诊。症见两颧紫红，言语謇涩，口角右歪，伸舌左瘫，舌质暗红，尖边见瘀点，左上下肢痉挛性麻痛瘫痪。叩诊心音界于胸骨左缘第2、3肋间向左扩大，心尖区可闻雷鸣样舒张期级杂音，并于左侧卧位时尤为明显，偶见早搏，脉沉细而涩。西医诊为风湿性心脏病，二尖瓣狭窄并发脑栓塞。中医诊为中风，治以活血行气，化瘀通络，熄风止痛。方用身痛逐瘀汤加减，处方：当归、桃仁、丹参、三七、川牛膝、地龙各12g，天麻、川芎、秦艽、羌活、没药、五灵脂、香附各10g，炙甘草6g。每日早、晚各服1剂，服药7天后瘫痪肢体渐能活动，口㖞略正，言语好转，守上方每日1剂，14天后口端舌正，言语流利，可持杖走百余米，照上方继服8剂已能行走，生活自理，临床基本痊愈。[2]

按：本例中医诊为中风（中血脉），乃因风心病日久，阴阳失衡，气血逆乱，上行于脑，神明受扰及瘀阻脉络，脑络失养所致。方用身痛逐瘀汤加减，治以活血行气，化瘀通络，熄风止痛，使瘀去新生，气血充和，脉络畅通，脑络得养，诸症悉除。

第八节　布鲁菌病

　　布鲁菌病又称地中海弛张热、马耳他热、波浪热或波状热，是由布鲁菌引起的人畜共患性全身传染病。布鲁菌病其临床特点为长期发热、多汗、关节痛及肝脾肿大等。布鲁菌病1814年Burnet首先描述"地中海弛张热"，并与疟疾作了鉴别。1860年Marston对本病作了系统描述，且把伤寒与地中海弛张热区别开。1886年英国军医Bruce在马尔他岛从死于"马尔他热"的士兵脾脏中分离出"布鲁菌"，首次明确了该病的病原体。1897年Hughes根据本病的热型特征，建议称"波浪热"。后来，为纪念Bruce，学者们建议将该病取名为"布鲁菌病"。1897年Wright与其同事发现病人血清与布鲁菌的培养物可发生凝集反应，称为Wright凝集反应，从而建立了迄今仍用的血清学诊断方法。我国古代医籍中对本病虽有描述，但直到1905年Boone于重庆对本病作正式报道。

　　布鲁菌在人体内主要侵犯哪些脏器：

　　（1）运动系统：关节肌肉疼痛。出现膝关节、腰、肩、髋、肘等关节痛。

　　（2）神经系统：可引起神经干涸神经根的损伤，导致神经痛。出现腰痛、臀部疼痛、腿痛等。

　　（3）呼吸系统：部分患者发生间质性肺炎而出现咳嗽。

　　（4）消化系统：急性期病人个别因肝脏损害较重，而出现尿黄、巩膜黄染、肝区不适、食欲减退等消化道症状。

　　（5）泌尿生殖系统：男性患者因睾丸炎或附睾炎而出现睾丸疼痛及小腹痛。慢性期可出现精索神经痛，以致出现阳痿、遗精、性功能减退等。

　　女性患者可出现乳房肿痛、腰痛、小腹痛、月经不调、闭经或流血过多，白带过多、性欲减退、早产、流产、死胎等表现。还可发生肾炎、肾盂肾炎、膀胱炎。患布鲁菌病后，首先出现的症状是发烧，体温可达 38～40℃，不同人发烧的热型差别较大。有的人体温并不太高，波动于 37～38℃ 之间，持续时间长，处于长期低热状态；有的人体温呈波浪状，即高热几天，体温降下来几天，又开始高，反复多次，所以布鲁菌病又称浪状热。还有的体温忽高忽低，早晚变化大，病情凶险，呈弛张性发热等等。当前主要是长期低热者多。另一个特点是患者多汗，尤其发病初期更为明显，晚上汗更多，汗质黏稠，多出现在头胸部等。患者还经常出现骨关节疼痛、肿胀等。男患者易出现睾丸肿大（单例），女患者可有月经不调、流产、白带过多等。发病初期不明显，体温逐渐下降时骨关节症状相继出现。疼痛或骨关节活动障碍的部位多见于大关节，如腰、骶、髋、肩、肘、膝等关节，常易误诊为风湿病。给布鲁菌病患者查体时还可看到某些部位淋巴结肿大（腋下、鼠蹊部等），肝、脾肿大等。其他症状如乏力、食欲不振、精神倦怠等类似于感冒。

中医学对布鲁菌病的认识：布鲁菌病主症为波浪热，或长期低热，关节呈游走性疼痛、背痛、腰痛、腿疼痛、肌肉酸痛、汗出、肝脾肿大、疲乏、畏寒、纳呆、脘腹胀痛、脊椎痛，及颈腋部淋巴结肿大疼痛，综观这些症状与中医学的痹证相似，故用身痛逐瘀汤治疗此病。王清任在《医林改错·痹证有瘀血说》中说："凡肩痛、臂痛、腰疼、腿痛，或周身疼痛，曾名曰痹证。明知受风寒，用温热发散药不愈；明知有湿热，用利湿降火药无功。久而肌肉消瘦，议论阴亏，遂用滋阴药，又不效。……病在筋骨，实难见效。……入于气管，痛必流走；入于血管，痛不移处。……如右方治之不效，用身痛逐瘀汤。"布鲁菌病临床所表现的症状大都与此方所治范围基本相合，况且高原气候寒冷挟湿，病久正气易亏，寒湿之邪乘虚入侵，附筋着骨，疼痛不去，日久则痹阻血脉，其痛益甚。据中医学辨证论治，异病同治的原则，所以用此方论治，临床收到良好的效果。

【典型案例】

盛氏[42]经过多年临床观察身痛逐瘀汤对布鲁菌侵犯而起的波浪热、关节痛、肌肉酸痛、肝脾肿大等症状确有显著的效果。

患者，藏族，40 岁，男。1992 年 2 月 5 日就诊。自诉全身关节肌肉窜痛、多汗、畏寒已 3 年余，加重 1 个月。曾在卫生所及县医院用大量抗生素、解热镇痛药等治疗，反复发作，日趋加重。现症：全身关节疼痛，头痛，尤以腰腿痛甚，行动困难，阴囊肿痛，控引少腹，阳痿不举；中脘胀痛，纳呆食少，肝肿大胁下二指，质软而光滑，压痛明显，自汗，易感冒；头眩耳鸣，畏寒；便溏，小便不爽，舌质暗紫，苔薄白，脉弦。化验检查：血清凝集反应（＋）；皮内试验（＋）；血象：红细胞 4.5×10^9/L，白细胞 4.5×10^9/L，淋巴细胞 0.45，嗜中性粒细胞 0.75，单核细胞 0.02。辨证分析：病久入络，营血涩滞，经络不畅，血脉瘀阻，不通则痛，故全身关节痛，头痛，腰腿疼痛；瘀阻肝络则肝肿大，疏泄失司，影响脾的运化，则脘胀纳呆，便溏；阳气虚弱，机体失于温煦则畏寒，卫外不固，则自汗，易感冒；肝经绕阴器抵少腹，其经脉被瘀郁阻滞，经气不利，控引少腹，阴囊肿痛，阳痿不举；瘀血内停，上犯清窍，故头眩耳鸣；脉弦为痛证之象；诊断：布鲁菌病（瘀阻经脉，卫阳不固）。治法：活瘀通络，益阳固卫。方药：身痛逐瘀汤加味：当归 9g，川芎 9g，怀牛膝 9g，地龙 9g，秦艽 9g，羌活 9g，香附 9g 甘草 6g，桃仁 9g，五灵脂 9g，红花 9g，没药 6g，白芍 9g，黄芪 18g，防风 9g，僵蚕 9g，出入砂仁，服 5 剂后诸痛大减，继服 10 剂，走路很好。又连服 10 剂，诸痛证完全消失。

　　按：此案患虽症状繁杂，但主要证候为周身诸痛证最为突出，故用身痛逐瘀汤单刀直入，主症一解，其他兼症也随之消失，深刻体现了中医学有是证用是药的辨证哲理。

第九节　全身肌痛

　　纤维肌痛综合征是一种非关节性风湿病，临床表现为肌肉骨骼系统多处疼痛与发僵，并在特殊部位有压痛点。纤维肌痛综合征可继发于外伤，各种风湿病，如骨性关节炎、类风湿关节炎及各种非风湿病（如甲状腺功能低下、恶性肿瘤）等。这一类纤维肌痛综合征被称为继发性纤维肌痛综合征，如不伴有其他疾患，则称为原发性纤维肌痛综合征。纤维肌痛综合征是一种特发性疾病，其病理生理至今不明，因此对它的治疗方法也不多。它的主要临床表现为弥漫性疼痛，除"压痛点"之外，别无客观体征。所以不仅治疗选择不易，疗效评定也颇为困难。目前的治疗主要致力于改善睡眠状态、减低痛觉感觉器的敏感性、改善肌肉血流等。据认为这几方面与纤维肌痛综合征的成因有关。而疗效则主要根据治疗前后压痛点数目及症状的变化而判定。

　　本病缺乏特异性组织学改变和炎症细胞反应，说明使用纤维肌痛化"纤维织炎"或"纤维肌炎"等旧名称更恰当。好发于女性，过重的体力劳动，精神紧张，睡眠不足、外伤、潮湿、寒冷等均能引起本病或使其加重。全身性疾病（通常为风湿痛）偶尔也能诱发本病，病毒或其他全身感染（如莱姆病）也能诱发易感者发病。原发性纤维肌痛综合征的患者，肌肉僵硬和疼痛的发作，多为渐进性和弥漫性，具有"酸痛"的性质。局限型病人则常为突然和急性发病。用力牵拉及过劳能使疼痛加剧，可有压痛，常局限于特殊的很小范围内，即所谓"压痛点"。可有局部肌肉痉挛，但不一定为肌电图所证实。炎症并非本病的特征，它只是全身性原发疾病的一种表现。原发性纤维肌痛综合征的诊断是通过识别弥漫性纤维肌痛的典型特征与非风湿病症状（如失眠、焦虑、疲乏、肠道过敏症状等），排除其他全身性疾病（如全身性骨关节炎、类风湿关节炎、多发性肌炎、风湿性多肌痛或其他结缔组织病等），排除心理性肌肉疼痛与痉挛（这是最困难的）。与上述疾病相关的纤维肌痛症（并存或继发性）可有肌肉骨骼的症状和体征，类似于原发性纤维肌痛症（心理性风湿病例外），需与之区别，以利于更好地治疗潜在性疾病及纤维肌痛症本身。对于中年女性病例必须除外潜在的风湿性疾病和甲状腺功能减退症。肌肉可存在非特异性的和轻微的组织病理改变，而这些改变也可出现在正常对照者。

【典型案例】

王某，男，60岁。1998年6月12日初诊。全身肌肉疼痛1年余，患者饮酒20余年，每日饮用烈性酒0.25~0.5kg。近2年开始出现记忆力减退，注意力不集中，判断力下降，阳痿，全身肌肉疼痛，尤以四肢肌肉为甚，如烧灼样和针刺样，如饮酒或用酒精擦拭全身肌肉，则疼痛可以暂时缓解，但过后疼痛更剧，同时伴有双下肢沉重无力，活动不便，需扶杖行动。头晕头胀，大便干燥难下，睡眠不佳，目涩口渴，舌质暗红，边有瘀斑，脉弦滑。曾到医院作脑脊液、肝肾功能、心肌酶谱、正侧位胸片、心电图、肌电图、B超胆肝胰等检查均属正常，查血、尿、大便常规、血沉、电解质、血糖、红斑狼疮细胞、类风湿因子等也未见异常，疑系慢性乙醇中毒所致。但治疗效果不佳。鉴于患者瘀血之征明显，所以用活血化瘀，理气通络止痛治之，投身痛逐瘀汤加减。处方：秦艽、当归、五灵脂、香附、牛膝、地龙、延胡索、莪术、三棱各15g，没药、乳香、桃仁、川芎、羌活各12g，熟大黄、红花各10g，蜈蚣4条，乌梢蛇20g。服10剂后，全身肌肉疼痛大减，再服20剂后身疼痛之症基本消失，仅有小腿部胀麻木之感双下肢沉重，但走路已不用扶杖。再服20剂后症状基本消失，嘱其继服20剂，以巩固疗效。随访1年未曾复发。[43]

按：此病应该属于中医学的"痹证"范畴，现代医家治疗痹证多用疏风，散寒，燥湿，清热等法。但王清任认为痹证用温热发散药不愈，用利湿降火药无功，用滋阴药又不效者，是因为风寒湿热之邪入于血脉，致使气血凝滞之效。所以提出逐瘀活血，通经祛邪之法。据临床观察，身痛逐瘀汤不仅对此类疾病有显著的疗效，而且对风湿性关节炎、风湿热、痛风、骨关节炎、强直性脊柱炎、多发性神经炎、多发性硬化症等亦有较明显的治疗作用。

第十节　肿　瘤

　　西医学认为，肿瘤是一种基因病，但并非是遗传的。它是指细胞在致癌因素作用下，基因发生了改变，失去对其生长的正常调控，导致单克隆性异常增生而形成的新生物。这种新生物常形成局部肿块，因而得名。根据肿瘤的生物学特性及其对机体的危害性的不同，肿瘤可分为良性肿瘤和恶性肿瘤两大类。前者生长缓慢，与周围组织界限清楚，不发生转移，对人体健康危害不大。后者生长迅速，可转移到身体其他部位，还会产生有害物质，破坏正常器官结构，使机体功能失调，威胁生命。肿瘤性增生与非肿瘤性增生有本质的区别：非肿瘤性增生为机体生存所需，所增生组织能够分化成熟，并且能够恢复原来正常组织的结构和功能，且这种增生到一定限度就不再继续。正常细胞转化为肿瘤细胞具有异常的形态、代谢、功能，在不同程度上失去了分化成熟的能力，生长旺盛，具有相对自主性，即使后来致瘤因素不存在仍能持续生长。在治疗上，西医学一直主张历经手术、放疗、化疗及生物治疗。近年来，众多学者又提出肿瘤综合治疗的概念。所谓肿瘤综合治疗是指：根据病人的机体状况、肿瘤的病理类型、侵犯范围（病期）和发展趋势，有计划地、合理地应用现有的治疗手段，以期大幅度地提高治愈率。可以说，肿瘤治疗学研究显示出多学科的合作与补充，肿瘤的治疗也已进入综合治疗的时代。在肿瘤综合治疗中的根本思想是系统论中各组分相加的和大于各组分的代数和作为肿瘤综合治疗的组分，手术、化疗、放疗及生物治疗，依照不同病例特点，进行有机组合，以期达到最佳的治疗效果，这与中医学的整体观念和辨证施治不谋而合。人们在综合治疗癌瘤时，大多先切除原发病灶，再辅以化疗，这不仅有利于病情分期，同时又可防止那些对化疗不敏感肿瘤手术切除的时机。但对睾丸、肛门、喉咽等部位的肿瘤，人们尝试做过术前化疗，显示出化疗的效果。辅助化疗是指在采取有效的局部治疗后，针对微转移癌灶，为防止复发转移而进行的化疗。

　　中医学认为，癌症是在脏腑阴阳气血失调、正气虚弱的基础上，外邪入侵，痰湿气瘀毒等搏结日久，积渐而成。其临床特点是体内出现肿块，表面高低不平，坚如岩石，并伴有脏腑衰弱的表现。古代医籍中对本病的论述颇多，远在殷墟甲骨文上就有"瘤"字的记载。《黄帝内经》中有"昔瘤"、"石瘕"、"肠覃"、"息肉"、"膈塞"等类似癌症的表述。《难经》有"五积"之名，如肝之积曰肥大，脾之积曰痞气，肺之积曰"西贲"。隋·巢元方《诸病源候论》分别论述了"癥瘕"、"积聚"、"食噎"、"反胃"等病证，其中均包括癌症的证候。对"癌"的记载，首见于宋代《仁斋直指附遗方》，该书指出：癌者，上高下深，岩石之状，毒根深藏。有关癌症的病因病机，《黄帝内经》认为主要是情志失调，寒气内客。《中藏经·论痈疽疮肿》认为"五脏六腑蓄毒之不流"是其重要原因。在治疗方面，《三国志》有华佗用刳割（手术）治疗结积的记载。《千金方》善用虫类药治疗癥积。《丹溪心法》认为积聚痞块多因"痰饮"、"气滞"、"血块"瘀滞而成，治当"降火、清痰、行死血块，块去需大补"。

尤其，中医学对骨肿瘤的认识自《黄帝内经》首次记载本病以后，历代医家从不同的侧面对本病的认识和治法作了进一步的探索和补充，使得对本病的认识逐渐加深，综合诸医家的论述，认为本病的发生总由肾气不足、阴阳失调、脏腑功能紊乱，以致寒湿毒邪乘虚而入，气血瘀滞，蕴于骨骼而成。如外邪侵袭，由表及里，深达骨骼，久留积聚而成；跌扑损伤，血络受损，瘀血停聚，不散成瘤；禀赋不足，或劳力过度，房劳过度，耗伤肾气，肾主骨生髓，肾气亏耗则骨骼病变；多食不节，损伤脾胃，脾失健运，生湿生痰，积聚成瘤；精神刺激，情志不畅，五志过极，以致阴阳失调，气血不和，经络阻塞，致成骨瘤。中医学称为"骨疽""骨瘤""石痈""石疽"等范畴。

【临床应用】

付氏等[44]自2004年起采用身痛逐瘀汤结合唑来膦酸注射液治疗骨转移癌痛23例，效果满意。选用2004年1月起经相关检查确诊并在该科住院骨转移癌患者40例，随机分为治疗组23例，对照组20例，年龄在25～70岁，预计生存期在2个月以上，且上述患者均有明显疼痛，未用或停用放、化疗1个月以上。根据患者主诉疼痛程度，显效：疼痛减轻Ⅱ度以上；有效：疼痛减轻Ⅰ度；无效：疼痛减轻，但疗程中又恢复至原有程度者或疼痛未减轻或加重。结果治疗组总有效率为86.2%，对照组总有效率为60%，有统计学意义。

谭氏等[45]近2年来应用身痛逐瘀汤加味治疗骨转移癌疼痛28例，取得较好疗效。本组病例共28例，其中住院病例21例，门诊病例7例；男20例，女8例；年龄最小者26岁，最大者63岁，平均年龄37岁；鼻咽癌骨转移者9例，乳腺癌骨转移者8例，肺癌骨转移者5例，食道癌骨转移者4例，前列腺癌骨转移者2例；病程最短者4个月，最长者2年3个月。所有病例均经临床病理学检查确认为恶性肿瘤，所有病例均经X线摄片或放射性核素骨扫描证实存在骨转移。所有病例均经多项理化检查排除其他非癌性原因引起的骨痛。治疗结果，显效7例，有效18例，无效3例，总有效率89%。

　　徐氏[46]本文病例共50例，随机分为治疗组23例与对照组27例，均系病理组织学和（或）细胞学检查证实的恶性肿瘤患者，经X线摄片、CT或MRI、ECT骨扫描等检查确诊为恶性肿瘤骨转移，并伴有明显疼痛，未用或停用化疗或放疗1个月以上；年龄24～74岁，中位年龄52岁；预计生存期2个月以上。结果，治疗组总有效率91.30%，对照组总有效率62.96%，有统计学意义。

【典型案例】

　　李某，女，47岁，于1年前经胸部CT等检查诊断为肺泡癌，半年前出现右肩、胸胁部右下肢疼痛剧烈影响睡眠活动，经全身骨扫描诊断为右肩关节，第六、七肋骨，右胫骨中段多处骨转移，遂以身痛逐瘀汤结合唑来膦酸注射液治疗，予以唑来膦酸注射液4mg加入生理盐水注射液100mL中缓慢静脉滴注，同时服用中药汤剂连用10日，仅1个疗程，患者诉疼痛明显减轻，能自由活动，并且无需服用止痛药，故嘱患者半月后再次来院行下1个疗程治疗。[44]

　　何某，女，61岁。1997年3月10日初诊。症状：右颈部包块1个月。经细胞学穿刺、鼻咽镜检查及病理学检查证实为鼻咽癌、右颈部淋巴结转移，行鼻咽腔局部及右颈部包块放疗2个月。1997年6月19日复诊。症状：鼻咽癌放疗后3个月，背部及右肩部疼痛2周。疼痛剧烈，转侧不利，痛处固定。检查：T_8、T_9、T_{10}椎体压痛、右肩胛骨区压痛。行放射性核素骨扫描示T_8、T_9、T_{10}及右肩脚骨转移癌。以曲马多胶囊治疗患者疼痛无减轻，改服硫酸吗啡控释片，患者出现明显呼吸抑制。查患者舌质紫暗，脉涩，结合其疼痛特点，从中医学理论辨证属瘀血阻滞。予身痛逐瘀汤加味治疗，以前方服用。药进4剂，痛势衰，续服10剂，疼痛消失。[45]

　　按：身痛逐瘀汤具有活血行气、祛瘀通络、通痹止痛的功效，方中药物经西医学证明，桃仁、红花、当归、川芎具有抗炎、镇痛、抑制免疫的作用；党参具有增强免疫、抗肿瘤、促进消化吸收及造血功能作用；白花蛇舌草清热解毒，具有消炎止痛、杀菌、抑癌、排毒和退热作用；蜈蚣所含组胺样物质、溶血蛋白质、胆固醇、酪氨酸、高氨酸、蚁酸等可用于治疗各种癌症，具有极高止痛作用。诸药合用标本兼治。以中药疏肝理气、祛瘀通络、宣痹止痛法，以身痛逐瘀汤加味，方中香附、延胡索、枳壳等疏肝理气；桃仁、红花、川芎、五灵脂、没药等祛瘀活血；秦艽、羌活、地龙通络宣痹。诸药合用，气机畅，瘀血除，痹阻通，则疼痛止。

第十一节　臂丛神经炎

臂丛神经炎是由于感染等因素导致的一种周围神经疾病。起病急性或亚急性，疼痛剧烈，先起于一侧锁骨及肩部，然后向上臂、前臂及手放射。发病前后可有发烧，可伴患手麻木、上肢无力。可侵及臂丛的任意束支，以尺神经及正中神经受侵机会较多。患肢外展、下垂时疼痛加重，故病人多以手扶或悬吊患肢，继之出现肩部及上肢麻痹、肌萎缩。神经根压迫症状可因颈椎病、颈椎间盘脱出，以及颈椎结核、肿瘤、骨折和脱位，颈髓肿瘤和蛛网膜炎等引起，神经干压迫可因胸腔出口综合征、颈肋、颈部肿瘤、腋窝淋巴结肿大（如转移性癌肿）、锁骨骨折、肺沟瘤和臂丛外伤等所致查锁骨上区压痛明显，有放射痛，被动外展、上举上肢可诱发剧痛。患肢感觉减退，前锯肌、冈上肌、冈下肌、三角肌麻痹或萎缩。发病过程先是痛，其次出现运动障碍及肌肉萎缩，持续数周或数月才缓解。

【典型案例】

吴氏[47]自2004年9月～2007年6月笔者用身痛逐瘀汤治疗麻痹性臂丛神经炎72例，疗效明显。72例均系门诊患者，其中男41例，女31例；年龄最小者15岁，最大者48岁。治疗方法身痛逐瘀汤加减：秦艽15g，川芎15g，桃仁15g，红花15g，羌活10g，没药10g，当归15g，香附10g，牛膝15g，地龙10g，桂枝10g，甘草10g。发热肿胀加苍术15g，黄柏15g；气虚加黄芪25g；肌肉萎缩加炒白术20g，炒山药20g，党参25g。水煎服，1日1剂，日服3次，5天为1个疗程，2个疗程后观察疗效。治疗结果：72例中，治愈45例，好转26例，无效1例。总有效率为98.6%。

按：身痛逐瘀汤载于《医林改错》中，主要用于治疗周身疼痛。方中秦艽、羌活祛风除湿；桃仁、红花、当归、川芎、没药活血化瘀；牛膝、地龙利关节；桂枝温通经络；香附理气；甘草调和诸药。诸药合奏活血化瘀，通经宣痹，理气止痛之效。

第十二节　股外侧皮神经炎

股外侧皮神经炎又称感觉异常性股痛，和股外侧皮神经嵌压综合征不是同一个病。该病的特点是大腿前外侧的皮肤疼痛及感觉异常，也被称为 Roth 综合征。只要是股外侧皮神经的任何一段受到损伤均可引起本病，如脊椎增生性骨关节病、强直性脊柱炎，腰椎间盘病变可压迫刺激该神经引起本病。此外全身性疾病如痛风、糖尿病、肥胖、风湿热、梅毒、乙醇中毒甚至流感都可导致股外侧皮神经发生炎症而致本病的发生。有些多发性硬化、神经根炎等神经系统病变及腹部盆腔的炎症、肿瘤、结石等也可导致本病的发生。由此可见，股外侧皮神经炎的发病原因较为复杂，诊断治疗时应仔细找寻原发病因。

股外侧皮神经炎的诊断并不困难，主要是根据症状诊断。该病以中年男性为多见，发病过程缓慢渐进，病人自觉大腿前外侧皮肤呈针刺样疼痛，同时伴有异常感觉，如蚁走感、烧灼感、寒凉感、麻木感等。开始发病时疼痛呈间断性，逐渐变为持续性，有时疼痛可十分剧烈。衣服摩擦、动作用力、站立或行走时间过长都可使感觉异常加重。查体时大腿前外侧皮肤的感觉、痛觉和温度觉减退甚至消失，有的伴有皮肤萎缩，但肌肉无萎缩，腱反射正常存在，也无运动障碍。

中医学认为本病多为气血两虚，风痰阻滞，或经气不畅等原因所致。以气血虚弱为本，气血两虚经脉失畅以至不荣，腠理、皮部失养而致。加之年老体弱阳中土虚弱，以至气血生化之源不足则更易发病。气血亏虚、脉道不充，则经络气滞，阻滞于阳明、少阳，则产生股外侧麻木。日久不愈或气虚血滞血瘀则伴发疼痛不移。

【临床应用】

刘氏[48]自 2001 年 7 月以来，用身痛逐瘀汤配合走罐疗法治疗股外侧皮神经炎 38 例，取得满意疗效。38 例均为门诊男性患者，年龄最小 39 岁，最大 54 岁，平均（45.1 ± 4.2）岁；病程最短 0.5 年，最长 13 年，平均（5.6 ± 2.3）年。其中 31 例曾用多种药物治疗。治疗方法，中药治疗：身痛逐瘀汤。药用牛膝 15g，地龙 9g，秦艽 9g，川羌活 9g，川芎 9g，当归 15g，制香附 12g，甘草 6g，桃仁 12g，没药 6g，五灵脂 9g，红花 12g，延胡索 6g，川楝子 15g。风邪偏盛选加威灵仙、防风、独活；寒偏盛选加川乌、桂枝、鸡血藤；湿邪偏盛选加防己、薏苡仁、苍术、木瓜；气血虚选加黄芪并重用当归、白术、阿胶、熟地、鸡血藤；肝肾不足选加何首乌、续断、枸杞子、淫羊藿。每日 1 剂，水煎，早晚 2 次分服，连服 15～30 剂。走罐疗法：取中号孟氏拔罐 1 只，凡士林适量。患者取平卧位或坐位，自患侧大腿前外侧确定感觉迟钝区后，在患部区域均匀涂抹凡士林，通过调节旋钮使拔罐吸住患部皮肤，调至适宜力度后，术者双手握住罐底，着力于后方，从膝盖上方的梁丘穴处开始，缓缓向前推动，将拔罐推至腹股沟下方的髀关穴处，再向相反方向使力，慢慢往下走罐至膝盖上方的梁丘穴处，来回 5～10 遍。对感觉迟钝区均以此法施术，使患部皮肤潮红有紫黑色瘀点为度，3 日施术 1 次，3 次为 1 个疗程，用 2～3 个疗程。治疗结果轻度者 10 例服药 15 剂，合走罐治疗 4 次，全部治愈（100%）；中度者 18 例服药 20 剂，合走罐治疗 6 次，治愈 13 例（72.2%），显效 3 例（16.7%），有效 2 例（11.1%）；重度者 10 例服药 30 剂，合走罐治疗 6 次以上，治愈 6 例（60.0%）显效 2 例（20.0%），有效 2 例（20.0%）。

　　王氏等[49]自 1999 年 5 月以来，采用身痛逐瘀汤配合走罐疗法治疗股外侧皮神经炎 37 例，取得了满意疗效。本组 37 例，为门诊治疗者，均为男性，年龄最小 41 岁，最大 54 岁，平均为（46.3±4.2）岁，病程最长 13 年，最短半年。其中 30 例患者以往曾服用过中药和西药（药名不详），因疗效欠佳而改用本法治疗。治疗方法，中药疗法：身痛逐瘀汤。牛膝 15g，地龙 9g，秦艽 9g，羌活 6g，川芎 9g，当归 15g，制香附 12g，甘草 6g，桃仁 12g，没药 6g，五灵脂 9g，红花 12g，延胡索 6g，川楝子 15g。每日 1 剂，水煎，早晚 2 次分服。加减：风邪偏盛选加威灵仙、防风、独活；寒偏盛选加川乌、桂枝、鸡血藤；湿邪偏盛选加防己、薏苡仁、苍术、木瓜；气血虚选加黄芪，重用当归、白术、阿胶、熟地、鸡血藤；肝肾不足选加何首乌、续断、枸杞子、淫羊藿。走罐疗法：取中号孟氏拔罐 1 只，凡士林适量，患者取平卧位或坐位，自患侧大腿前外侧确定感觉迟钝区后，在患部区域均匀涂抹凡士林，通过调节旋钮使拔罐吸住患部皮肤，调至适宜力度后，术者双手握住罐底，着力于后方，从膝盖上方的梁丘穴处开始，缓缓向前推动，将拔罐推至腹股沟下方的髀关穴处，再向相反方向使力，慢慢往下走罐至膝盖上方的梁丘穴处，来回 5～10 次，施术完毕。对感觉迟钝区均以此法施术，使患部皮肤潮红有紫黑色瘀点为度，3 天施术 1 次，3 次为 1 个疗程，连用 2～3 个疗程。

【典型病例】

　　1. 李某，男，47 岁，教师，因大腿（双侧）前外侧麻木疼痛 7 年，加重半年，于 2000 年 9 月 7 日就诊。患者自述 7 年前因有急事，骑自行车 10 余里回家，一路蹬车未停，第 2 天自觉双侧大腿麻沉、疼痛不适，之后渐加重。曾服用多种中西药（不详）治疗，疗效不佳，2000

年 3 月以来，病情明显加重。讲课时站立时间超过 2 小时不能坚持，自觉两大腿外侧寒凉、酸胀、麻木疼痛，遇冷风病情加重。检查：两大腿前外侧无红肿，用大头针测试其痛觉明显减退，左侧感觉迟钝区 15.2cm×6cm，右侧为 10cm×5cm，触诊患侧皮肤温度明显低于正常区域皮温。诊断：股外侧皮神经炎（双侧）。取身痛逐瘀汤加独活、桂枝，1 剂/日，连服 15 剂，配合走罐治疗，半月后患者患部寒凉感消失，麻木疼痛显著减轻，继续服药 5 剂，配合走罐治疗 2 次后，症状消失，1 年后随访未复发。[49]

按： 由于股外侧皮神经损伤表现为大腿前外侧感觉异常，呈针刺感、烧灼感、酸胀、沉重、麻木或疼痛，久站、走路过多时症状加剧。检查局部皮肤温度明显低于健侧，伴有感觉过敏或感觉减退甚至消失。此病属中医学"皮痹"、"肌痹"范畴，为营卫气虚，风寒湿邪乘虚而入，瘀血阻滞血络所致。治宜祛风除湿，散寒通络。身痛逐瘀汤配合走罐治疗，可使患部皮肤潮红、皮温升高，临床症状明显减轻。患部皮肤及皮下组织微循环血流灌注量增加，可使局部缺血缺氧程度改善，改善神经末梢的血液供应，从而促进神经细胞功能恢复。

第十三节　坐骨神经痛

坐骨神经由 $L_5 \sim S_3$ 神经根组成。按病损部位分根性和干性坐骨神经痛两种，前者多见根性坐骨神经痛病变位于椎管内，病因以腰椎间盘突出最多见，其次有椎管内肿瘤、腰椎结核、腰骶神经根炎等。干性坐骨神经痛的病变主要是在椎管外坐骨神经行程上，病因有骶髂关节炎、盆腔内肿瘤、妊娠子宫压迫、臀部外伤、梨状肌综合征、臀肌注射不当以及糖尿病等。本病男性青壮年多见，单侧为多。疼痛程度及时间常与病因及起病缓急有关。分为根性坐骨神经痛和干性坐骨神经痛。根性症状起病随病因不同而异。最常见的腰椎间盘突出，常在用力、弯腰或剧烈活动等诱因下，急性或亚急性起病，少数为慢性起病。疼痛常自腰部向一侧臀部、大腿后、腘窝、小腿外侧及足部放射，呈烧灼样或刀割样疼痛，咳嗽及用力时疼痛可加剧，夜间更甚。病员为避免神经牵拉、受压，常取特殊的减痛姿势，如睡时卧向健侧，髋、膝关节屈曲，站立时着力于健侧，日久造成脊柱侧弯，多弯向健侧，坐位进臀部向健侧倾斜，以减轻神经根的受压。牵拉坐骨神经皆可诱发疼痛，或疼痛加剧，如 Kernig 征阳性（病员仰卧，先屈髋及膝成直角，再将小腿上抬。由于屈肌痉挛，因而伸膝受限而小于 130 度并有疼痛及阻力）；直腿抬高试验（Lasegue 征）阳性（病员仰卧，下肢伸进、患肢上抬不足 70 度而引起腿部疼痛）。坐骨神经通路可有压痛，如腰旁点、臀点、国点、踝点及跖点等。患肢小腿外侧和足背常有麻木及感觉减退。臀肌张力松弛，伸拇及屈拇肌力减弱。跟腱反射减弱或消失。干性症状起病缓急也随病因不同而异。如受寒或外伤诱发者多急性起病。疼痛常从臀部向股后、小腿后外侧及足外侧放射。行走、活动及牵引坐骨神经时疼痛加重。压痛点在臀点以下，Lasegue 征阳性而 Kernig 征多阴性，脊椎侧弯多弯向患侧以减轻对坐骨神经干的牵拉。

坐骨神经痛归属于中医学的"痹证"范畴，临床上多按风寒湿、顽痹及筋痹等论治。早在《黄帝内经》中就有关于痹证的专论，虽然所涉及面较广，其中也包括本病在内。汉代张仲景从实践中总结出了治疗历节病、风湿痹的甘草附子汤、乌头汤等，至今仍应用于本病临床。隋代巢元方在《诸病源候论·贼风候》中对本病证候作了明确描述："其伤人也，但痛不可得按抑，不可得转动，痛处体卒无热。"唐宋时期，治疗方法有较大的拓展，除内服药外，还广泛采用针灸、药酒、膏摩等法，宋代又扩充虫类药物，使疗效进一步提高。至金元时期，将本病另立痛风一名，对病因病机作了较深入的探讨。明清时期，认识更趋深入，特别是清代王清任提出的血瘀致痹的观点，及所创制的身痛逐瘀汤，对现代医家仍有重要的影响。

【临床应用】

李氏[50]近几年运用身痛逐瘀汤为主治疗坐骨神经痛 35 例，取得了较为满意的疗效。本组共 35 例，其中男 21 例，女 14 例；年龄最小 28岁，最大 76 岁，平均为 52.3 岁；病程最短 1 个月，最长 18 年，平均 2年 1 个月。其中腰肌劳损者 3 例，腰椎骨质增生者 25 例，腰椎间盘突出者 5 例，坐骨神经炎者 2 例。结果，治愈（临床症状消失，腰腿活动功能恢复正常，随访半年以上无复发者）24 例，好转（腰腿疼痛明显减轻，腰腿活动功能基本恢复正常者）9 例，无效（用药治疗半个月以上，症状无明显好转者）2 例。总有效率 94% 以上。

唐氏等[51]1998 年 5 月～2005 年 6 月以来，采用自拟姜附身痛逐瘀汤内服外敷，联合腰椎硬膜外穿刺给药治疗急重症根性坐骨神经痛 77例，临床观察疗效较好。77 例均为本院门诊病例，其中男 5 例，女 27例，年龄 28～65 岁，病程 8 小时～121 天，均有典型的急重症根性坐骨神经痛的临床症状和体征，均经 X 线摄片或腰椎 CT 扫描确诊为腰椎间盘膨出、突出及腰椎退形性病变。治疗方法，姜附身痛逐瘀汤：炮姜、制乌附片、秦艽、香附、川芎各 15g，桃仁、炙甘草、没药、五灵脂、牛膝、地龙、当归各 10g，桂枝 9g，大便干加大黄 9g，红花 7g，每日 1 剂，每剂水煎取汁 300mL，分 3 次服，药渣无菌布包热敷 L₅、S₁ 椎体部位，环桃穴。2 周为 1 个疗程。西药配方，2% 利多卡因针 5mL，维生素 B$_{12}$ 针 500mg，维生素 B$_1$ 针 100mg，维生素 B$_6$ 针 100mg，布比卡因针 15mg，泼尼松龙针 75mg，芬太尼针 0.4mg，氟哌利多针 5mg，0.9% 生理盐水 100mg。治疗结果，本组 77 例患者，治愈 53 例，显效 12 例，有效 9 例，无效 3 例，治愈率为 68.83%，随访 1～5 年无复发。

梁氏等[52]1994 年 5 月～1996 年 5 月，运用补阳还五汤合身痛逐瘀汤加减治疗干性坐骨神经痛 40 例，获较满意疗效。所治病例均为门诊患者，按就诊先后随机分为治疗组和对照组，病例包括首次发病及经其他药物多次治疗效果不理想或停药即复发者。治疗组 40 例，其中男 33 例，女 7 例；年龄最小者 16 岁，最大 67 岁；发病时间最短 20 天，最长 12 年。对照组 20 例，其中男 15 例，女 5 例；年龄最小 20 岁，最大 63 岁，发病量间最短 18 天，最长 11 年。2 组性别、年龄及发病时间无显著差异。结果，治疗组治愈率 55%，有效率 87.5%；对照组治愈率 15%，有效率 75%。

袁氏[53]在临床实践中根据中医学辨证施治的特点，先辨病因，以确定其病性，再从病势演变的速迟、正气的盛衰辨虚实，将坐骨神经痛分为四证施治，应用身痛逐瘀汤加减治疗，取得良好疗效。基本方：秦艽 15g，制没药 10g，川芎 10g，桃仁 6g，红花 10g，羌活 10g，当归 20g，香附 10g，牛膝 6g，地龙 10g，五灵脂 10g，甘草 5g。本方用意在于温通经络，活血化瘀，以祛风除湿。

风胜证：以风邪偏胜为主。症见腰痛连及患侧腿脚，呈阵发性或电击样放射痛，伴全身恶寒、发热，四肢关节疼痛游走不定，活动不灵，脉浮缓，苔薄白。此证风与寒湿相合，邪气聚结，气血运行不畅，故疼痛发作。痹阻日久，关节失其气血濡养，故运动不灵。在施治中，以和营活血，祛风通络为主。则所谓治风先治血，血行风自灭。用基本方防风 10g，威灵仙 10g，海风藤、桑寄生各 10g，病长日久，疼痛剧烈加全蝎 3g，蜈蚣 2 条。

寒胜证：病较急，有腰腿受寒史。其症为腰腿疼痛拘急，遇寒则甚，得热则舒，小便清利，苔白滑，脉沉紧。此证名见于体质虚寒者，由于肝血不足，气血虚亏，则易为寒邪所袭，痹阻经络，气血不通则痛。治宜温经通络为主。用本方加桂枝 10g，附子 8g。

湿胜证：起病缓慢，以腰腿酸痛伴有下肢牵涉疼为主，每逢阴雨或劳累时症状加重，肌肤麻木不仁，活动不利，疼处不移。苔白腻，脉濡滑。此证为湿胜重浊黏腻，故疼痛不移，肢体沉重。湿邪阻滞气血运行不利，肌肤失其濡养，故麻木不仁。舌苔白腻，脉濡滑，均属湿象。治宜祛湿通络为主。用本方加薏苡仁 10g，苍术 10g；屈伸不利者加木瓜 10g，续断 15g，丝瓜络 10g。

气血瘀阻证：此证多见于弯腰搬重物或跌扑扭挫腰部所致的腰脊劳伤，而致筋出槽错缝，血瘀阻滞经络不通而痛。故痛随伤起，而出现腰强直疼急。继而逐渐向下肢放散。轻者腰腿痛隐隐，重者疼如针刺，腰呈板状，弯腰困难，腰部压痛明显并向下肢放射。久病舌见瘀点或瘀斑，脉弦涩。治宜活血化瘀。用本方加水蛭 6g，穿山甲 10g，土鳖虫 5g，路路通 10g。年老体虚者加党参 15g，黄芪 20g，白术 10g。配合推拿理筋手法，病程短，疗效高。

张氏[54]用身痛逐瘀汤加减治疗坐骨神经痛，收到较好的效果。本组患者共 25 例，其中男 18 例，女 7 例；病程半年以上者 12 例，1 年以上者 13 例。病例均经西医诊断并用药物及其他治疗方法无显效，或停药后复发。治疗效果，服药时间最长者 32 天，最短者 7 天。疼痛完全消失，恢复病前的工作强度和劳动，评为痊愈者 20 例，占 80%；恢复原来的工作和劳动，但仍有轻微的疼痛，评为显效者 3 例，占 12%；腰腿疼痛缓解，但腰腿仍有一定障碍，评为好转者 2 例，占 8%。

赵氏等[55]近年来运用身痛逐瘀汤加味治疗坐骨神经痛 82 例，取得满意效果。本组 82 例中，男性 58 例，女性 24 例；年龄最小 23 岁，最大 69 岁；病程半年以内者 32 例，0.5~1 年者 29 例，1 年以上者 21 例。82 例患者均用身痛逐瘀汤加味治疗，方药组成：牛膝 30g，地龙 25g，桃仁、没药、五灵脂各 20g，当归、川芎、香附、秦艽各 15g，红花、甘草各 10g。偏寒者加附子 10g（先煎），细辛 5g；偏热者加知母 25g，忍冬藤 30g；挟湿者加苍术、蚕砂各 15g；病久体虚者加补骨脂、川断各 20g。治疗结果：痊愈 62 例，显效 17 例，无效 4 例，总有效率为 95%，有效病例中服药时间最短者 12 天，最长者 72 天。全部病例在治疗期间均未使用其他药物。

李氏等[56]利用身痛逐瘀汤加味治疗坐骨神经痛，收到了比较满意的疗效。37 例患者中，男 21 例，女 16 例；最大年龄 85 岁，最小年龄 23 岁；病程最长者 15 年，最短者半年，其中原发性疼痛 11 例。37 例中治愈 30 例（占 81%），好转 5 例（占 13.5%,）无效 2 例（占 5.2%），总有效率为 94.6%。少数患者治疗 1 个疗程后即可见疼痛减轻或消失，但多数患者均为 2 个疗程以上，2 例无效者均为继发性坐骨神经痛。

李氏[57]采用身痛逐瘀汤加减治疗原发性坐骨神经痛50例，现报告如下。49例均为1999年2月~2004年6月在本院诊治的坐骨神经痛患者。其中男27例，女22例；年龄最大69岁，最小34岁，平均47岁，其中40~60岁38例，占77.55%，40岁以下11例，占22.45%；病程最短者7个月，最长6年，平均约2.9年。本组49例，治愈27例，占55.1%；显效14例，占28.57%，好转5例，占10.2%，无效3例，占6.12%，总有效率93.88%。疗程最短25日，最长2个月，平均39日。

姚氏等[58]近年来应用身痛逐瘀汤加减治疗坐骨神经痛58例，取得较好疗效。本组58例患者中，男40例，女18例；年龄30~58岁，平均42岁；病程最短者10天，最长者4年。全部患者均有典型的临床表现特点与体征，表现为腰骶部疼痛，单侧沿坐骨神经走向疼痛，下行性疼痛，麻木感，行走不利，直腿抬高试验（＋）。其中有50例患者经腰椎CT检查有腰椎间盘突出，8例患者经腰椎X线摄片示腰椎骨质增生。治疗方法：常规卧床休息，全部病例以身痛逐瘀汤加减治疗，药物组成：桃仁10g，红花5g，川芎10g，秦艽10g，羌活10g，煅没药6g，当归15g，五灵脂10g，香附10g，牛膝15g，地龙10g，甘草6g，伸筋草10g，鸡血藤15g。随症加减：腰腿冷痛者，加制川乌3g，制草乌3g，威灵仙15g；湿重者加苍术10g，防己10g；下肢麻木明显者，加豨莶草10g，路路通10g；肾虚，腰膝酸软乏力，夜尿频多者加枸杞子15g，杜仲15g，淫羊藿15g。每日1剂，水煎2次，将药液兑匀，每次服300mL，每日2次。治疗结果痊愈（临床症状体征消失，随访1年未见复发）10例；显效（疼痛明显减轻或消失，体征明显改善，停药后症状稳定）23例；有效（疼痛减轻，体征有所改善）20例；无效（症状体征无改善）5例，总有效率91.38%。

【典型案例】

1. 武某某，男，70岁。1995年6月2日初诊。主诉左下肢后外侧持续性疼痛4年，加重半年。患者4年前开始无明显诱因出现左侧腰腿部持续性疼痛，经用中药百余剂，针灸以及多种西药，局部封闭等，效果不佳。至半年前，沿坐骨神经出现放射性针刺样疼痛，不能下地活动，致夜眠不佳。直腿抬高试验小于30度，腰椎片提示：$L_3 \sim L_4$椎间隙变窄，L_2、L_3、L_4椎体侧缘可见骨质增生。诊断为"坐骨神经痛"，予以活血通络、止痛、祛风除湿，以身痛逐瘀汤加减。处方：秦艽15g，川芎15g，桃仁10g，红花10g，乳香10g，没药10g，五灵脂15g，香附15g，牛膝10g，地龙10g，当归10g，羌活10g，三七5g（研末冲服），穿山甲 15g（先煎）。服第 1 剂后，左腰腿部疼痛即见明显减轻。7 剂后疼痛大减。再进 19 剂后，疼痛麻木完全消失。嘱其再服 14 剂以巩固疗效。随访半年，未曾发作。[51]

2. 患者，李某，男，32 岁，农民，1995 年 8 月 10 日初诊。云 1995 年 5 月下旬劳动后大汗用冷水洗澡，当夜无感觉，次日即右腿疼痛不能伸直，活动时疼痛加剧，当地医生用穴位封闭，口服泼尼松、水杨酸钠等治疗月余，疼痛虽有缓解，但不能参加体力劳动，停药半月后即疼痛如初，遇冷用力时疼痛加剧，睡眠时常需左侧卧，并将左下肢蜷曲方可入睡，睡梦中常因右下肢位置变化而疼痛致醒。查腰骶关节等处无红肿，亦无压痛，明显跛行，右下肢直腿抬高试验（＋），X 线腰骶椎片、骨盆片无异常，白细胞 7.8×10^9/L，中性粒细胞 0.70，淋巴细胞 0.30，红细胞 4.6×10^{12}/L，血沉 10mm／h。舌质暗红、舌苔薄白，脉象弦细涩。证属体虚、寒湿凝滞经络之痹证。治拟补气活血通络，祛风除湿止痛。方用补阳还五汤合身痛逐瘀汤加减：黄芪 45g，当归尾 12g，赤芍 12g，川芎 9g，红花 9g，秦艽 12g，没药 9g，独活 10g，牛膝 20g，甘草 6g，鸡血藤 30g，三七末 2g（冲服），5 剂水煎服，口服维生素 B_1 10mg，3 次／日，肌内注射维生素 B_{12} 100mg，1 次／日。复诊，服 5 剂后，疼痛明显减轻，步态平稳，舌质转红，上方去三七末，续服 5 剂。三诊，疼痛解除，步态稳健，舌质正常，舌苔薄白，脉趋缓和，基本上已告痊愈，再服 3 剂，以巩固疗效，随访半年，疼痛未再复发，可胜任一切体力劳动。[52]

3. 患者，男，49 岁，农民，1995 年 7 月 23 日初诊。患者腰腿痛间断发作半年，因过劳疼痛加重，腰以下剧痛，并向右下肢放射，不能行走 2 天，经县医院查腰椎片，示腰椎增生，CT 片诊断神经受压变形，建议住院手术治疗。患者不愿手术，带西药布络芬、去痛片、维生素 B_1 等药回家口服，次日疼痛如故。检查：右下肢不能抬举，坐骨神经压痛明显。诊断为继发性坐骨神经痛。处方：牛膝、威灵仙各 20g，秦艽、羌活、当归、乳香、没药各 9g，地龙、川芎、生甘草、白芍各 6g，伸筋草 10g。水煎服，每日 2 次，服 2 剂。次日家属来告，服药后疼痛大减，已能下床活动，继原方开药 3 剂。服 3 剂后，病人已能骑自行车来院就诊，继服 5 剂而愈，至今未复发。[54]

4. 赵某某，男，干部。1982 年 3 月 2 日初诊，自述腰腿疼痛已 2 年，半月前因受凉而诱发病情加重。现腰部冷痛，且沿右大腿之后侧，小腿外侧呈放射性疼痛，右侧 L_4、L_5 腰椎棘突旁及委中穴处有压痛，腰部活动受限，右腿直腿抬高试验（＋），舌质淡、舌苔薄白，脉沉弦。审脉证，该患系寒湿之邪客于经络，致气血阻滞，不通则痛，诊为坐骨神经痛。治宜散寒止痛，活血通络，以身痛逐瘀汤加味投之，药用秦艽20g，羌活20g，红花15g，桃仁15g，当归15g，川芎15g，牛膝15g，防风15g，没药10g，五灵脂10g，香附10g，地龙10g，每日1剂。3剂后，疼痛减轻，原方加附片3g，再进5剂，腰腿疼痛大减，腰部活动自如，8剂后，入院时症状和体征消失。[56]

5. 唐某，男，40岁，工人，1998年10月5日初诊。1个月前因搬抬机器时诱发腰骶部疼痛，并放射至左侧臀部及左下肢外侧，行走不利，不能抬腿，舌质淡苔薄白，脉弦。患者曾去医院行腰椎CT检查示：$L_4 \sim L_5$腰椎间盘突出。查直腿抬高试验阳性，沿左侧坐骨神经走向有压痛。西医诊断：坐骨神经痛。即予身痛逐瘀汤加路路通10g，赤芍10g。服药2周后患者疼痛减轻，继服2周，上述诸症基本缓解，体征消失，但偶感腰部不适，续以上方治疗，2周后痊愈。嘱患者适寒温，免重劳，随访1年未再复发。[58]

按：坐骨神经痛属中医学"痹证"范畴，其病因不外乎于风寒湿邪，但最终均以气滞血瘀，气血不通，阻碍新血生成致瘀；尤其是寒邪也造成机体气血不畅，寒凝而成瘀。选用身痛逐瘀汤具有活血祛瘀，通经止痛，祛风除湿的作用，药用秦艽、羌活散寒除湿；红花、桃仁、当归、川芎活血化瘀；没药、五灵脂、香附行血止痛；更用牛膝引血下行，地龙疏通经络以利关节；甘草调和诸药，诸药合用共奏活血化瘀、散寒除湿之功。

第十四节　丘脑痛

丘脑痛又称为丘脑疼痛综合征，通常继发于丘脑纹状体动脉或丘脑膝状动脉供血区的脑梗死。表现为身体对侧的弥散性、难以忍受的持续疼痛，严重影响患者的生活。丘脑痛主要是因丘脑膝状体动脉发生闭塞造成供应区域软化的结果，病变部位在丘脑外侧核后半部，可引起对侧半身自发状剧痛，这是由于丘脑内髓质核、中央核受累的结果。患者病灶对侧上下肢出现剧烈的、难以忍受和形容的自发痛、剧痛，为持续性，可有突然加重之势，疼痛性质各种各样，有烧灼感、冷感和难以描述痛感，常伴麻木、无力。西医学无特效疗法，采用中医学辨证治疗丘脑痛。丘脑痛是丘脑脑卒中后的常见症状之一，是典型的中枢神经源性疼痛（中枢痛）。其临床特点为对侧肢体出现剧烈的、难以形容的自发痛或激发性痛，剧痛为持续性，可突然加重，也可因强光照射、风吹、特殊气味、高尖声音及情绪等刺激而加剧。其疼痛性质各种各样，有灼烧感、麻刺感、冷感和难以描述的痛感。身体受涉部位常伴有感觉过敏和感觉过度。

　　丘脑痛发生的机制目前仍不是很清楚，大多数学者认为，如果丘脑的传入系统出现障碍，丘脑就会从大脑皮层的抑制中被解除。伤害性感觉神经系统的活动出现活性化，因此诱发出痛觉过敏及自发痛。也有人认为，即使没有丘脑本身的障碍，特殊感觉核和非特殊感觉核间的丘脑内反应回路过度兴奋产生亢进，即髓板内核兴奋也可引起丘脑痛。但中枢神经系统内相同结构的相同病理损害却只是一部分病人出现中枢痛，因此也有学者认为丘脑在向大脑皮质传递伤害性刺激的同时，还有一定的识别疼痛的能力，并对疼痛信息进行初步整理、记忆和储存。当丘脑的感觉神经核因缺血、缺氧而发生正常生理活动改变时，这些储存在丘脑的疼痛信息就会失控地不断提供给大脑而产生疼痛感。疼痛具有"经验"属性，每个患者在脑卒中前受伤害性刺激的经历不同，对疼痛的"体验"不同，因此推测脑卒中（特别是丘脑卒中）后产生中枢性疼痛的巨大个体差异与此有关。[59]

【临床应用】

　　孙氏等[60]运用身痛逐瘀汤治疗43例丘脑痛中风患者，取得了良好的止痛效果。本组病例均为住院病人，其中男29例，女14例；年龄最小49岁，最大74岁，平均65.4岁。全部患者均经CT确诊，其中丘脑区梗死25例，包括丘脑在内的多发梗死6例，丘脑出血7例，丘脑基底节出血破入脑室5例。疼痛于卒中后出现的时间4～60天不等，全部病例均为阵发性疼痛，有烧灼痛、撕裂痛或感觉过度，有抽搐拘急感。治则：祛瘀通络，行气止痛。以身痛逐瘀汤加味，方药：桃仁15g，红花15g，白芍15g，当归15g，五灵脂15g，没药15g，地龙10g，香附10g，牛膝15g，秦艽15g，羌活10g，延胡索15g，鸡血藤15g，水煎服，每日1剂。全部病例观察治疗前后血流变改变。治疗结果：43例中痊愈17例占39.54%，有效21例占48.31%。

【典型案例】

　　王某，男，68岁。主诉右半身灼烧样疼痛伴麻木半个月，右侧半身不遂伴嗜睡1天，1994年12月3日入院。入院时嗜睡，右半身全瘫，头痛头晕，发热，纳呆，柏油便，小便失禁。查体：体温38.5℃，心率98次/分。血压24/15kPa，右上下肢肌力0级，巴氏征（＋），舌质红，苔黄腻，脉弦。CT报告：左基底节丘脑出血破入脑室。予醒脑开窍针刺治疗，配合降颅压、抗感染等对症治疗半个月后清醒，出现患侧烧灼样疼痛伴有麻木感，夜间尤甚，影响睡眠。予身痛逐瘀汤加味。服

7 剂后疼痛明显减轻，12 剂后疼痛基本消失，经治疗 3 个月，患者痊愈出院。

按： 丘脑痛常常在中风半身不遂的同时伴有肢体疼痛及感觉障碍。究其原因多为气虚血瘀，瘀血阻络。身痛逐瘀汤出自王清任《医林改错》。其中秦艽、羌活祛风除湿；桃仁、红花、当归、川芎活血祛瘀；没药、五灵脂、香附行血止痛；牛膝、地龙疏通经络以利关节，全方有活血祛瘀，通经止痛作用，主治瘀血身痛。[60]

参考文献

[1] 李武卫，郭秋红，刘真，等．邢月朋主任医师应用身痛逐瘀汤治疗冠心病经验．河北中医药学报，2006，21（1）：33.

[2] 蔡康保．身痛逐瘀汤验案 3 则．新中医，1998，30（5）：49.

[3] 李丽．身痛逐瘀汤异病同治临床运用的体会及探讨．中国中医基础医学杂志，2007，7（10）：67.

[4] 王志刚，汪学彬，王继刚．身痛逐瘀汤治疗糖尿病神经病变．前卫医药杂志，1997，14（2）：117.

[5] 冯志海，吕久省．身痛逐瘀汤加味治疗糖尿病周围神经病变 46 例．山东中医杂志，2002，21（10）：601.

[6] 陈文实，李仁柱，王欣辉．身痛逐瘀汤联用甲钴胺治疗糖尿病周围神经病变疗效观察．实用全科医学，2007，5（10）：882.

[7] 王万卿．身痛逐瘀汤加味治疗糖尿病性周围神经病变 90 例临床观察．时珍国医国药，2006，17（7）：1271.

[8] 魏冀．身痛逐瘀汤加减治疗糖尿病周围神经病变三则举隅．中外健康文摘，2008，5（2）：228.

[9] 闫霞，吴云华，张颖．身痛逐瘀汤加减治疗痛风性关节炎 31 例．湖南中医杂志，2003，19（4）：37.

[10] 陈永红．身痛逐瘀汤加减治疗痛风举隅．实用中医药杂志，2007，23（9）：594.

[11] 刘健，郑志坚．类风湿关节炎中医学探讨．中国中医基础杂志，2001，7（9）：654.

[12] 周正球．加味身痛逐瘀汤治疗类风湿关节炎 86 例．安徽中医学院学报，1998，17（2）：34.

[13] 贾秀萍，张宝玲，王芳．身痛逐瘀汤加减治疗类风湿关节炎急性期 52 例．山东中医杂志，1996，15（10）：442.

[14] 黄赛花，郑宝林．身痛逐瘀汤治疗类风湿关节炎 36 例．新中医，2004，36（7）：64.

[15] 唐树林. 身痛逐瘀汤加减治疗类风湿关节炎48例. 辽宁中医杂志, 1997, 24 (5): 214.

[16] 孙飞, 冯素莲, 孙履东, 等. 身痛逐瘀汤加味治疗类风湿关节炎15例. 河北中西医结合杂志, 1999, 8 (4): 607.

[17] 阮虹, 闵正. 辨证分型治疗类风湿关节炎64例临床观察. 中国中医骨伤科杂志, 2003, 11 (4): 50.

[18] 李现林. 类风湿关节炎的中医辨证. 河南中医, 2003, 23 (2): 51.

[19] 魏勇, 张有建. 中西结合治疗类风湿性关节炎118例. 河南中医, 2004, 24 (5): 49.

[20] 张良善, 王丽霜. 身痛逐瘀汤合五虎散外敷治疗类风湿关节炎. 中国临床康复, 2004, 8 (36): 8289.

[21] 王东. 类风湿关节炎的康复治疗. 中国康复理论与实践, 2002, 8 (4): 208.

[22] 李玉环. 身痛逐瘀汤加减治疗风湿性关节炎35例观察. 现代中医药, 2004, (2): 32.

[23] 檀虎亮. 身痛逐瘀汤加减治疗类风湿关节炎46例疗效观察. 北京针灸骨伤学院学报, 2000, 7 (2): 35.

[24] 孙飞, 冯素莲, 孙履东, 等. 身通逐瘀汤加味治疗类风湿关节炎15例. 河北中西医结合杂志, 1999, 8 (4): 607.

[25] 董庆平, 陈德荣, 秦少一. 身痛逐瘀汤加味治疗类风湿关节炎38例疗效观察. 四川中医, 1996, 14 (8): 20.

[26] 钱之华, 张宏宇. 冯兴华老中医治疗类风湿关节炎的经验. 新中医, 1999, 31 (12): 6.

[27] 朱辉军. 黄胜光教授治疗类风湿关节炎经验介绍. 新中医, 2004, 36 (1): 9.

[28] 施桦, 符思. 活血逐瘀法治疗类风湿关节炎. 新中医, 1989, 11: 36.

[29] 储永良, 黄清春. 痹病从瘀论治. 中国中医药信息杂志, 2006, 13 (4): 7.

[30] 徐洪杰, 赵清林, 魏淑荣. 身痛逐瘀汤加味治疗痹证48例体会. 吉林中医药, 1995, 5: 14.

[31] 刘思学. 身痛逐瘀汤加减治疗痹证160例疗效观察. 中国中医药科技, 2000, 7 (5): 286.

[32] 靳耀生, 靳旭东, 杨涛. 身痛逐瘀汤治疗关节痛60例. 陕西中医, 2003, 24 (9): 802.

[33] 张惠娟, 刘秀敏, 关亚茹, 等. 身痛逐瘀汤加减治疗风湿性关节炎45例. 齐齐哈尔医学院学报, 1995, 16 (2): 142.

[34] 付晶. 身痛逐瘀汤加减治疗痹证48例临床观察. 中国社区医师, 2006, 8 (5): 56.

[35] 陈联森, 许谷平. 身痛逐瘀汤治疗痹证48例. 安徽中医学院学报, 1995, 14 (2): 34.

［36］尹发清．身痛逐瘀汤治疗痹证40例体会．云南中医中药杂志，1997，18（5）：15.

［37］翁明宾．身痛逐瘀汤治疗痹证32例临床观察．新中医，1995，9：42.

［38］王世轩．身痛逐瘀汤治疗骨伤病120例．中医药学刊，2003，21（3）：443.

［39］郑锦英．加减身痛逐瘀汤治疗痹证的临床体会．中国实验方剂学杂志，2007，13（10）：8.

［40］毛军民，李如辉，连建伟．连建伟教授运用王氏逐瘀方验案举隅．中医药信息，2005，22（1）：34.

［41］于连杰，惠洪霍．异病同治脸素二则．黑龙江中医药，2000，5：34.

［42］盛生宽．身痛逐瘀汤治布鲁菌病体会．青海医药杂志，1996，26（2）：57.

［43］张永良．身痛逐瘀汤临床应用体会．实用中医药杂志，2001，17（2）：41.

［44］烨，运强．身痛逐瘀汤结合唑来膦酸治疗骨转移癌痛疗效观察．光明中医，2008，23（1）：48.

［45］谭晓云，罗文娟．身痛逐瘀汤治疗骨转移癌疼痛28例．陕西中医，1998，19（11）：486.

［46］徐娅．加味身痛逐瘀汤联合博宁治疗恶性肿瘤骨转移痛疗效分析．中国中医急症，2007，16（4）：406.

［47］吴秀程．身痛逐瘀汤治疗麻痹性臂丛神经炎72例．新中医，2008，3（1）：50.

［48］刘洪芝．身痛逐瘀汤配合走罐疗法治疗股外侧皮神经炎38例．实用中医药杂志，2006，22（10）：618.

［49］王永彬，陈祥胜．身痛逐瘀汤配合走罐疗法治疗股外侧皮神经炎37例疗效观察．临沂医学专科学校学报，2004，26（1）：63－64.

［50］李殿文．身痛逐瘀汤治疗坐骨神经痛35例临床观察．

［51］唐朝远，张晓莉．姜附身痛逐瘀汤配合西药治疗重症坐骨神经痛77例．陕西中医．黑龙江中医药，2006，27（8）：956.

［52］梁国柱，朱秀珍．补阳还五汤合身痛逐瘀汤治疗干性坐骨神经痛40例．安徽中医临床杂志，1998，10（5）：290.

［53］袁万胜．身痛逐瘀汤治疗坐骨神经痛体会．江西中医药，1994，25（1）：15.

［54］张延荣．身痛逐瘀汤治疗坐骨神经痛25例．四川中医．1998年，16（2）18.

［55］赵剑锋，王希贵，任国奎，等．身痛逐瘀汤加味治疗坐骨神经痛82例．中医药信息，2000，4：58.

［56］李术芬，沙术口戈．身痛逐瘀汤加味治疗坐骨神经痛初探．安徽中医临床杂志，1994，6（4）：27.

［57］李庆林．身痛逐瘀汤加减治疗原发性坐骨神经痛49例．河北中医，2005，27（5）：346.

［58］姚欣艳，刘建和．身痛逐瘀汤治疗坐骨神经痛58例小结．甘肃中医，2001，

14（3）：45.

[59] 路明，朱志强．丘脑痛疗法概述．辽宁中医杂志，2008，35（5）：796.

[60] 孙士静，李金坡，戴晓玉．身痛逐瘀汤治疗丘脑痛临床观察．天津中医，
1998，15（2）：71.

第二章

外 科 病 证

第一节 外伤性肢痛

　　是指自觉已经截除的肢体依然有剧烈疼痛的现象。主要位于已截除的肢体远端，表现为烧灼样、钻痛或刀割样痛，疼痛呈阵发性，夜间睡眠时发作较多。情绪波动、天气急剧变化时常可诱发疼痛。所以，对本病的治疗，关键就是要消除来自断端的各种刺激因素，必要时行交感神经节封闭。此外，还要注意稳定患者的情绪，以避免不必要的精神刺激等。

【临床应用】

　　李氏[1]用身痛逐瘀汤治疗外伤性肢体疼痛30例，取得良好疗效。本组30例均为门诊病例，病因均为外伤所致，活动受限，局部压痛，X线摄片未见骨折。用身痛逐瘀汤加味。方药组成：川牛膝10g，地龙10g，桃仁10g，红花10g，乳香6g，五灵脂10g，香附10g，秦艽10g，白芍10g，当归10g，鸡血藤30g。水煎服，每日1剂，分2次早晚服。治疗结果：痊愈25，好转5例，总有效率100%。

【典型案例】

　　刘某，女，50岁，1998年不慎摔伤，致右下肢疼痛，行走困难，活动受限，局部青紫，压痛。当时X线摄片未见异常，给予三七伤药片、跌打丸等治疗1月余仍感右下肢疼痛，行走困难，遂来诊。检查：一般情况尚可，局部有压痛，舌质红，有瘀点，苔薄白，脉弦紧。辨证属瘀血内阻，经脉阻塞。治宜活血祛瘀，通络止痛，给予身痛逐瘀汤加味。3剂后疼痛明显减轻，8剂后诸症消失痊愈。[1]

　　按： 身痛逐瘀汤出自王清任《医林改错》，主治瘀血痹阻经络所致肩痛、臂痛、腰痛、腿痛或周身疼痛，经久不愈。其主要病机为跌打损伤，血络受损，经脉痹阻，气血运行不畅。不通则痛，故治宜活血化瘀，通络止痛，身痛逐瘀汤正合此病机。本方用桃仁、红花、当归、五灵脂、地龙等大队活血药以逐瘀通络止痛；香附理气开郁；羌活、秦艽祛风湿止痛；川牛膝、独活引药下行，直达病所。诸药合用，可改善肢体血液循环，使瘀血去，经络通，气血运行通畅。

第二节　胸胁损伤

　　胸胁损伤为伤科常见病证。指在外力作用下，引起的胸胁内部气血受伤或心、肺、肝等脏腑实质性损伤。轻者仅觉疼痛，重者疼痛较剧，并伴有咳嗽，胸闷或喘息等症状，若有脏腑实质性损伤则会危及生命。有关胸胁内伤的记载，最早见于隋代《诸病源候论》。唐代《外台秘要》引《肘后方》说，从高坠下，瘀血胀心则病情危重，表现为面青、短气等症状。元代危亦林《世医得效方》指出"被伤入于肺者"、"左胁下伤透内者"都是"不治"之证。清代《医宗金鉴》认为对胸胁内伤应"相其轻重分别治之"，并指出伤重则影响心肺两脏，难以回生。《伤科汇纂》明确记载胸胁内伤患者可无体表伤损。现代仍应用传统的经验，采用中西医结合的方法治疗某些气胸、血胸也有较好的疗效。

　　病因：直接暴力或间接暴力都可引起胸胁内伤。举重、推物时用力过度或用力不当，频频咳嗽或突然喷嚏造成闪挫，是常见的间接暴力。撞打击伤，重物碾压，过度挤轧等都是直接暴力，挤轧碾压还可能使胸内的血液向上下冲击，同时引起其他部位的内伤。如果是堕坠跌扑致伤，既可能直接伤及胸胁部，也可能它处着地，震动所及，使胸胁内间接受到暴力。

　　病机：胸胁内伤的病机主要是气滞血瘀。用力过度或闪挫者，损伤多以伤气为主。气聚胸胁，滞积不散或气机不循升降之路而误入岔道。气滞必致血行不畅。直接暴力或堕坠者，损伤多致伤血使瘀凝于内。积瘀若因络脉破裂而成，离经之血过多则成气随血脱与瘀滞于内并存的危症。

　　辨治：胸胁内伤可从气血、脏腑、虚实三方面进行辨证。①辨气血：如痛处不定者为伤气，痛处固定不移者为伤血。②辨脏腑：大凡伤肺疼痛多在胸膈，伤肝则以胁肋胀痛为主；伤肺必致肺失肃降，而见喘逆咳嗽，伤肝而肝火亢盛，迫血妄行则呕血不止，口苦面赤，烦躁易怒。③辨虚实：胸胁内伤也有虚实夹杂者，咯吐出血是瘀血，属实；若出血量多，虽有瘀实于内，但同时又存在气血俱虚，甚至气随血脱。

【临床应用】

　　冯氏[2]认为胸胁损伤是指胸胁部受暴力作用，或肩负过重，过分屏气，导致内部气血、经络脏腑的损伤。中医学将胸胁损伤归属"内伤"范畴。其中痰湿阻滞型多属陈伤或劳伤。系瘀滞郁积，日久积成痰湿，结而不化，血气痹阻经络。治宜活血祛瘀，行气止痛，豁痰通络。选用王清任的身痛逐瘀汤加味治之：秦艽 9g，川芎 6g，桃仁 9g，红花 9g，羌活 3g，没药 6g，当归 9g，炒五灵脂 6g，香附 6g，牛膝 9g，地龙 6g，薤白 6g，甘草 6g。本方还对血气痹阻经络所致的胸腹疼痛、肩痛、腰腿痛、肢体疼痛有良好疗效。

第三节　脑震荡

　　脑震荡（神经外科）是指头部遭受外力打击后，即刻发生短暂的脑功能障碍。病理改变无明显变化，发生机制至今仍有许多争论。临床表现为短暂性昏迷、近事遗忘以及头痛、恶心和呕吐等症状，神经系统检查无阳性体征发现。它是最轻的一种脑损伤，经治疗后大多可以治愈。其可以单独发生，也可以与其他颅脑损伤如颅内血肿合并存在。

　　脑震荡的主要表现有：①意识障碍：程度较轻而时间短暂，可以短至数秒钟或数分钟，但不超过半小时。②近事遗忘：清醒后对受伤当时情况及受伤经过不能回忆，但对受伤前的事情能清楚地回忆。③其他症状：常有头痛、头晕、恶心、厌食、呕吐、耳鸣、失眠、畏光、注意力不集中和反应迟钝等症状。④神经系统检查无阳性体征。

　　急性脑震荡引起的头痛有明确的脑外伤史，伤后又有程度不一的昏迷或一时性神志不清，持续数秒或数分钟，很少超过 30 分钟。清醒后头痛剧烈，性质多为胀痛、钝痛，常伴眩晕、耳鸣、怕光、呕吐等症状，而且头痛在伤后数日内明显，1～2 周内逐渐好转。有近事忘记的现象，即对受伤的当时情况及受伤后的事情不能记忆，但对往事回忆却十分清楚。

【临床应用】

　　林某，男，24 岁，1991 年 3 月 9 日初诊。患者于 1991 年 1 月被摩托车撞倒，跌伤头部，当场神志昏迷，送我院外科留医，诊断为"脑震荡"，经治疗 20 多天好转出院。出院后仍见眩晕，时时欲呕，头痛，失眠，精神呆滞，不欲饮食，反应迟钝。再经神经科治疗 1 个月无效而邀余诊治。诊见症如上述，舌有瘀斑，脉细涩。此乃外伤脑部，血瘀留滞，诸窍不荣，元神失守所致。治以补气活血，通窍逐瘀，祛风止痛，拟身痛逐瘀汤加减。处方：秦艽、川芎、桃仁、羌活、没药、五灵脂、香附、白芷、红花各 10g，当归、川牛膝、地龙、天麻各 15g，党参、黄芪各 20g，僵蚕 9g，每日 1 剂，水煎服。连服 6 剂后，晕痛减，但仍见失眠，精神呆滞，反应迟钝，继服上方加熟酸枣仁、山茱萸等 18 剂后，诸症消失，精神好转，恢复工作。随访 3 年，未见异常。[3]

按：本例脑震荡后遗症乃因外伤所致，瘀血在局部停滞，经络百脉涩滞，诸窍不荣，元神失守所致。临症以身痛逐瘀汤加减，药用党参、黄芪、当归、桃仁、红花、没药、五灵脂、川牛膝、香附、地龙益气活血，通窍逐瘀；川芎、天麻、羌活、秦艽通络止痛，使瘀去新生，经脉通畅，则神明自主，邪去正安。

第四节　雷诺病

雷诺综合征是指肢端动脉阵发性痉挛。常于寒冷刺激或情绪激动等因素影响下发病，表现为肢端皮肤颜色间歇性苍白、紫绀和潮红的改变。一般以上肢较重，偶见于下肢。多见于女性，男、女发病比例约为1∶10。发病年龄多在 20～30 岁之间，绝少超过 40 岁。大多数见于寒冷的地区。好发于寒冷季节。病人常在受冷或情绪激动后，手指皮色突然变为苍白，继而发紫。发作常从指尖开始，以后扩展至整个手指，甚至掌部。伴有局部发凉、麻木、针刺感和感觉减退。持续数分钟后逐渐转为潮红、皮肤转暖，并感烧样胀痛，最后皮肤颜色恢复正常。热饮或喝酒，暖和肢体后，常可缓解发作。一般地，解除寒冷刺激后，皮色由苍白、青紫、潮红阶段到恢复正常的时间大至为 15～30 分钟。少数病人开始即出现青紫而无苍白阶段，或苍白后即转为潮红，并无青紫。发作时桡动脉搏动不减弱。发作间歇期除手指皮温稍冷和皮色略苍白外，无其他症状。病程一般进展缓慢，少数病人进展较快，发作频繁、症状严重、伴有指（趾）肿胀，每次发作持续 1 小时以上，环境温度稍降低、情绪略激动就可诱发。严重的即使在温暖季节症状也不消失，指（趾）端出现营养性改变，如指甲畸形脆裂、皮垫萎缩、皮肤光薄、皱纹消失、甲指尖溃疡偶或坏疽。但桡动脉始终未见减弱。

中医学中无此专有病名，一般归属于"四肢逆冷"、"血痹"等范畴。在一些经典中医书籍中可见到与本病相类似的记载，如《素问·五藏生成篇》曰："卧出而风吹之，血凝于肤者为痹。"首次提到外风、血瘀为本病之病因病机。嗣后《伤寒论》提到："手足厥寒，脉细欲绝者，当归四逆汤主之。"开治疗本病之先河。《诸病源候论》进而指出："经脉所引皆起于手足，虚劳则血气衰损，不能温其四肢，故四肢逆冷也。"对病因病机进行了初步的探讨，为中医学认识本病打下了基础。近十余年来本病的中医药治疗逐渐引起重视。现代医家在整理、继承前人经验的基础上，对本病作了进一步的探讨。如对病因病机的认识，其诱发因素多为寒冷刺激，其根源皆因素体阳气虚弱，所累及脏腑主要为心、肝、脾、肾四脏。针对临床表现的不同症状，辨证分型正逐步趋向一致。治疗法则也从温经散寒法扩充为益气活血、养血通脉、活血化瘀、温通肾阳等诸法。

【典型病例】

1. 周某某，女，29岁，工人。1988年11月4日初诊。双手指麻木、疼痛、皮色变化3年，经某医院诊为"雷诺病"，屡进中、西药治疗，无明显效果，遂来求治。患者诉平素身体健康，无任何杂病，惟有双手食、中、无名指麻木、疼痛，若遇月经前3~5天，或精神不佳，寒冷刺激时，手指表面皮肤颜色发生变化：先变为苍白色，继之紫绀，随后呈鲜红色。舌淡红，苔薄白，脉沉细。此因气血运行不畅，实滞脉络不通所致。治以行气活血，祛瘀通络。方选身痛逐瘀汤加味：秦艽15g，川芎8g，桃仁10g，红花8g，羌活10g，没药8g，五灵脂10g，香附8g，牛膝15g，地龙15g，当归15g，甘草6g，细辛5g，路路通10g。5剂，水煎分2次温服。嘱保持手部温暖，解除思想顾虑，月经期停服，以事缓图。药后手指麻木、疼痛、皮色变化均减轻。效不更方，续服25剂，病告痊愈。[4]

按：全方具有活血行气、祛瘀通络、利痹止痛之功效，因而治疗多种由气血瘀滞、脉络不通所致的病证，收效较佳。此类病证，虽以痹阻经络为主，但兼证亦不少见，故临证运用时，应根据病情的虚实寒热，在祛瘀通络的基础上，辨治兼证，酌配相应的治法与药物，方能提高疗效。

2. 姜某，女，42岁，吉林省德惠市人，1995年12月4日初诊。患者双下肢麻木10余年，近2年发现四肢末端对称性苍白，手足凉，指尖刺痛，手指较重，足趾较轻，天暖时发作较少，发作时受情绪波动影响较明显。双手背皮色暗红，指甲灰裂变形，指垫消瘦。既往有长年水田耕作史。其姐有雷诺病病史，经检查各项化验指标正常，检查甲皱微循环障碍，血流变慢。曾在多家医院诊断为雷诺病。用过多种扩血管药及三七片、丹参片等，但病情不见好转，故寻中医治疗。查舌质暗红，有少许瘀斑，苔薄黄，脉细涩。中医学辨证为四肢逆冷，寒凝血瘀型。拟温阳祛寒，活血化瘀法治疗。选补阳还五汤与身痛逐瘀汤化裁。处方：赤芍15g，川芎15g，黄芪50g，当归尾20g，牛膝15g，桃仁15g，红花15g，水蛭10g。上方服用3剂后，麻木及疼痛明显减轻，但肢寒不减。复诊后，以原方加肉桂10g，白芥子15g，继服20剂，肢体得温，诸症明显好转。而后用黄芪桂枝五物汤加减服用15剂，至1996年2月中旬停药，肢端皮色红润，时有麻木，遇冷水再不疼痛。因患者不愿继续服汤剂，改用参桂再造丸加强力天麻杜仲丸，经服2个月，而告痊愈。[4]

按：本证属寒邪客于经脉而伴有血瘀证候，患者长年从事水田耕作，久居寒湿之地，致使寒凝络阻及肝气郁滞不舒，故气不得运而致血瘀，血流受阻、不能达四末而致诸症，脉络受阻，血运不畅，肤甲失养，爪甲变形诸症。临床以温经祛寒，活血化瘀诸药，温阳祛寒，益气行血而奏效。

第五节　血栓性静脉炎

血栓性静脉炎包括血栓性浅静脉炎及深部血栓形成。常先有静脉内血栓形成，以后发生静脉对血栓的炎性反应。其病因主要是血管壁的损伤（由外伤或静脉插管或输入刺激性液体所致）及静脉曲张引起的静脉内血液瘀滞。该病的主要临床表现为沿静脉走行的红、肿、痛和明显的压痛，并可触及索状静脉；全身反应少见。下肢静脉的压力升高。静脉造影可显示阻塞的部位和程度。浅静脉炎患者，患肢局部红肿，疼痛，行走时加重，可触及痛性索状硬条或串珠样结节。深部静脉炎患者，发病突然，患肢呈凹陷性肿胀，皮肤呈暗红色，有广泛的静脉怒张或曲张以及毛细血管扩张；后期出现营养障碍性改变，伴有瘀积性皮炎、色素沉着或浅表性溃疡，股、胫周径较健肢粗1cm以上，行走时肿痛加重，静卧后减轻，静脉造影可见患肢深静脉血管狭窄或堵塞。

血栓性静脉炎属于中医学"脉痹"、"血痹"、"肿胀"、"血瘀"等范畴，并涉及心、脉、肝、脾、肾等。其病因病机可分为虚实两大类：虚者为脾、肾、气、血、阴虚；实者为湿热、气滞、血瘀等。

【临床应用】

段氏等[5]采用身痛逐瘀汤加减治疗下肢血栓性静脉炎28例，疗效较好。方用身痛逐瘀汤加减：秦艽10g，川芎10g，桃仁12g，红花12g，甘草6g，独活10g，没药10g，当归15g，五灵脂10g，川牛膝10g，地龙15g，玄参20g，金银花30g，甘草6g。加减：气虚加黄芪30g。水煎2次混合分早晚2次服，第3煎热敷病变处，每日1次，2周为1疗程。结果，16例浅静脉炎痊愈13例，好转3例；12例深静脉炎痊愈8例，好转2例，无效2例。总治愈率75%，总有效率93%。

井氏[6]自1986年1月～1997年12月共治疗37例，疗效满意。本组37例，其中足月顺产17例，会阴侧切助娩11例，剖宫产9例；发病年龄最大32岁，最小23岁，平均年龄28.3岁；发病时间为产后4～19天；产后持续低热（产后第5～12天）9例；白细胞升高者6例。所有患者均有患肢疼痛、站立和行走时疼痛加剧。但血小板及出凝血时间正常。左侧患肢21例，右侧10例，双侧者6例；压痛部位：腓肠肌22

例，腹沟股 3 例；患肢红肿或明显水肿 21 例；大隐静脉触及条索硬结 7 例，小隐静脉触及条索硬结 3 例。腓肠肌及大腿中部，患侧周径均大于健侧 2cm 以上。结果，本组治愈 35 例，好转 2 例，治愈率为 94.6%。其中 1 个疗程治疗 29 例，2 个疗程治愈 6 例。治愈的 35 例，经随访 1～3 年均无任何后遗症；好转的 2 例经随访 1～3 年，虽未恢复正常，但不影响正常生活及工作。

【典型病例】

1. 王某，28 岁，1995 年 6 月 15 日入院。患者半月前经会阴侧切助娩一女婴，产后第 5 天左下肢麻木，沉重疼痛，伴有腓肠肌红肿。经某院抗生素及抗凝治疗 10 余天，症状未减轻，转入我院。诊见左下肢红肿，活动受限。侧量踝部、腓肠肌及大腿中部周径分别大于健侧 2.1cm、3.3cm、3.7cm。腓肠肌压痛，大隐静脉可触及条索硬结；体温 37.8℃，血象、血小板、出凝血时间均正常。恶露不多，舌质淡红、苔薄白，脉弦略数。中医学诊断为"脉痹"，西医学诊断为产后下肢深静脉血栓形成。经以上综合治疗 1 疗程，症状消失，局部及全身检查无异常。1 年后随访，无任何后遗症。[6]

按：根据瘀血内阻、久郁化热、痛则不通这一主要矛盾，不拘泥于"产后多虚"这一常规，不失时机地使用身痛逐瘀汤合抵当汤去大黄以活血行气、逐瘀通痹。尤其水蛭一药，逐瘀通痹之功最著。现代药理研究证实，水蛭含有肝素及抗凝血素，有较强的溶栓及抗凝作用。在相应的方药中加入水蛭治疗盆腔炎性肿块、陈旧性宫外孕、盆腔疼痛症等已 30 余年，屡用屡验，均取其逐瘀通经之功。但在正气虚时应在方中选加党参、黄芪、阿胶、鸡血藤等益气补血之品，勿犯"虚虚之戒"。低分子右旋糖醇、复方丹参注射液及脉络宁注射液等均有扩张血管改善微循环、增加血流量及抗凝血、溶血栓的作用。诸药合用，相辅相成，增强抗凝溶栓作用，所以收到了瘀去痛止、痹通而肿消的显著疗效。本组伴发热及白细胞升高的患者均未使用抗生素及退热药物，伴随着症状的减轻而发热渐退，血象也逐渐恢复了正常。其发热、白细胞升高可能是瘀血阻滞、营卫失调和机体的应激反应所致。

2. 马某，女，23 岁，已婚，1995 年 3 月 10 日初诊。3 个月前受寒后感右下肢肿胀，沉重，热痛不适，在本院外科诊断为右下肢血栓性深静脉炎住院治疗，药用青霉素、丹参注射液，治疗 1 个月效果不佳。请中医诊治，右下肢肿胀，以小腿为甚，按之凹陷，皮肤紫红。腓肠肌挤压痛，舌质暗，脉沉细涩。辨证：经脉瘀阻，血行不畅，邪毒内蕴。治宜活血祛瘀，通络止痛，清热解毒。处方：桃仁 12g，红花 12g，没药

10g,当归 15g,五灵脂 10g,川牛膝 10g,地龙 15g,秦艽 10g,独活 10g,玄参 20g,金银花 30g,甘草 6g。每日 1 剂,水煎分 2 次服,第 3 煎连药带渣热敷患肢,嘱卧床休息,抬高患肢。服药 7 剂,感右下肢疼痛减轻。肿胀明显消退,仍有热感,守法守方服用 2 个疗程,检查后下肢肿胀消退,热痛消失,病愈出院。随访至今未复发。

按:血栓性静脉炎是因经络瘀阻,血行不畅,邪毒内蕴而成,治宜活血化瘀,通络止痛,清热解毒。身痛逐瘀汤正合病机,本方用桃仁、红花、没药、当归、五灵脂、川牛膝、地龙等大队活血药以逐瘀通络止痛,将原方羌活易独活,秦艽祛风胜湿止痛,川牛膝、独活引药下行,直达病所,尚嫌原方无解毒之力,加金银花、玄参清热解毒,滋阴凉血散结。甘草解毒,调和诸药,香附辛燥而弃之不用。另用药渣汤热敷可扩张血管,加快局部血液循环,改善肢体血流运动,使瘀血去,经络通,热毒清,气血运行通畅而病愈。[5]

3. 牟某某,男,37 岁,农民。1988 年 6 月 7 日初诊。1 年前始觉右下肢发凉、怕冷、有麻木感,行走后右小腿肌肉抽痛,休息痛止。经某医院治疗好转出院。近来疾病复发,症状加重,患肢足趾持续疼痛,夜间尤甚,不能成眠。诊时:右足部和小腿皮肤苍白、干冷、肌肉萎缩、趾甲增厚,足背动脉搏动微弱;患肢下垂时,皮肤呈紫红色,伴有持续性胀痛;舌质红,边有瘀斑,脉沉细涩。证属气滞血瘀,脉络不通。治宜活血化瘀,疏通经络。方用身痛逐瘀汤加味:秦艽 15g,川芎 10g,桃仁 10g,红花 8g,羌活 10g,没药 10g,五灵脂 10g,香附 10g,牛膝 30g,地龙 20g,当归 15g,甘草 6g,赤芍 30g,肉桂 5g,土鳖虫 8g,蜈蚣 1 条(研末冲服)。10 剂,水煎分 2 次服。药后患肢疼痛减轻,皮肤稍温。药已中病,予上方加黄芪 30g,再进 10 剂,症状大减,行走已不觉困难。续从原方加减治疗 2 个月,诸症悉除。追访 2 年未复发。

4. 张某某,男,49 岁,农民,1989 年 5 月 2 日初诊。患下肢静脉曲张病,近因涉水,引起左小腿内侧疼痛,皮肤红肿。经某医院诊断为"浅层急性血栓性静脉炎",予西药治疗 1 周,效果不显而来诊。诊时:左下肢着地、行走均感疼痛,左小腿内侧沿浅静脉走向皮肤发红,局限性皮下水肿,静脉呈索条状,压痛显著;小便黄赤,大便燥结,舌红苔黄,脉弦数。此由外邪侵袭曲张之静脉,导致气滞血瘀,脉络不通,瘀血化热所致。治应清热解毒,行气活血,祛瘀通络。方投身痛逐瘀汤加味:秦艽 15g,川甘草 10g,桃仁 10g,红花 8g,羌活 10g,没药 10g,五灵脂 10g,香附 10g,牛膝 20g,地龙 20g,当归 15g,甘草 6g,蒲公英 30g，连翘 20g，大黄 8g（后下），赤芍 20g。5 剂，水煎分 2 次服。药服完，左小腿局部疼痛皮肤红肿略减，大便通调。上方去大黄，续服 5 剂后，诸症好转，惟条索状物未除。续以原方加减服用、药渣装袋敷患处治疗月余，条索状物消失，病得痊愈。[7]

按：此类病证，虽以瘀阻经络为主，但兼证亦不少见，故临证运用时，应根据病情的虚实寒热，在祛瘀通络的基础上，辨治兼证，酌配相应的治法与药物，方能提高疗效。因气滞易行，瘀难速除，故临床应用时注意勿使过剂，贵在邪去即止，以免损伤正气。

参考文献

[1] 李志娥. 身痛逐瘀汤加减治疗外伤性肢体痛. 吉林中医药，2002，22（2）：5.
[2] 冯新送. 187 例胸胁损伤辨证施治的体会. 广州中医药大学学报，1997，14（2）：81.
[3] 蔡康保. 身痛逐瘀汤验案 3 则. 新中医，1998，30（5）：49.
[4] 杨克文. 身痛逐瘀汤临床应用举隅. 陕西中医函授，1995，5：28.
[5] 高慧儒，高鹏武，高鹏翔. 雷诺病辨治探析. 中国医药学报，1998，13（4）：56.
[6] 段保国，杨玉孝. 身痛逐瘀汤治疗下肢血栓性静脉炎 28 例. 实用中医药杂志，1998，14（2）：6.
[7] 井永强，井建中，井建波. 身痛逐瘀汤为主治疗产后下肢深静脉血栓形成 37 例. 四川中医，1999，17（10）：28.

第三章

骨 科 病 证

第一节　肩关节周围炎

　　肩关节周围炎又称漏肩风、五十肩、冻结肩，简称肩周炎，是以肩关节疼痛和活动不便为主要症状的常见病证。本病的好发年龄在 50 岁左右，女性发病率略高于男性，多见于体力劳动者。如得不到有效的治疗，有可能严重影响肩关节的功能活动，妨碍日常生活。本病早期肩关节呈阵发性疼痛，常因天气变化及劳累而诱发，以后逐渐发展为持续性疼痛，并逐渐加重，昼轻夜重，夜不能寐，不能向患侧侧卧，肩关节向各个方向的主动和被动活动均受限。肩部受到牵拉时，可引起剧烈疼痛。肩关节可有广泛压痛，并向颈部及肘部放射，还可出现不同程度的三角肌的萎缩。

　　疼痛为其最明显的症状，逐渐出现肩部某一处痛，与动作、姿势有明显关系。随病程延长，疼痛范围扩大，并牵涉到上臂中段，同时伴肩关节活动受限。疼痛的程度及性质有较大的差异，或为钝痛，或为刀割样，如欲增大活动范围，则有剧烈锐痛发生。严重时患肢不能梳头、洗面和扣腰带。夜间因翻身移动肩部而痛醒。这种疼痛可引起持续性肌肉痉挛，肌肉痉挛有的很轻，有的很重，疼痛与肌肉痉挛可局限在肩关节，也可以向上放射至后头部，向下可达腕及手指，也有的向后放射到肩胛骨，向前到胸部；也有的放射到三头肌或者放射到三角肌、二头肌直达前臂的桡侧肩周炎压痛点范围广泛。因病期不同压痛点部位和压痛程度也不一致，病人初期尚能指出疼痛点，后期范围扩大，感觉疼痛来于肱骨。体检，三角肌有轻度萎缩，斜方肌痉挛。冈上肌腱、肱二头肌长、短头肌腱及三角肌前、后缘均可有明显压痛。肩关节以外展、外旋、后伸受限最明显，少数人内收、内旋亦受限，但前屈受限较少。年龄较大或病程较长者，X 线摄片可见到肩部骨质疏松，或冈上肌腱、肩峰下滑囊钙化征。

　　中医学认为本病的发生是由于长期劳损和气血不足，再加上风寒湿外邪的侵袭，血不养筋，筋脉拘急所致。中医治疗肩周炎主要从祛风通络，温阳化湿，调和气血为治疗原则。

【临床应用】

傅氏[1]1997 年 7 月～1998 年 12 月，采用以身痛逐瘀汤化裁综合治疗 32 例患者，疗效满意。32 例均为门诊收治。其中男 8 例，女 24 例；年龄在 40 岁以下者 3 例，40 岁以上者 29 例；病程 1～2 个月 8 例，2～6 个月 19 例；6 个月以上 5 例（病程最长 1 例达 1.5 年）。其中曾经接受其他方法治疗者 15 例。药用身痛逐瘀汤化裁煎水内服方用：秦艽、羌活、没药、红花各 10g，桃仁、当归、五灵脂（炒）、香附、地龙、姜黄、桑枝各 12g，川芎 8g。每日 1 剂，煎成药汁 300mL，分 2 次服。肩痛天冷加剧，得热痛减明显者，加制附子 9g，干姜 6g；肩部重着、麻木疼痛、经脉拘挛者，加白术、茯苓、伸筋草各 12g；痛有定处，日轻夜重，舌边尖有瘀点或瘀斑者，加延胡索 9g，蒲黄 15g，乳香 10g；肩痛日久，肩关节僵硬，腰酸膝软，舌淡胖，脉细无力者，加桑寄生、鸡血藤、黄芪各 15g，白花蛇舌草 10g；前伸受限明显者加白芷 6g，后屈受限明显者加柴胡 9g。再用 TDP（神灯）照射及独角膏外贴，10 天为 1 个疗程。3 个疗程统计疗效。结果 32 例中，临床治愈 21 例（临床症状完全消失，活动功能恢复正常）；好转 9 例（临床症状明显好转，活动功能基本恢复正常）；无效 7 例（治疗前后无明显变化）。治愈率 65.6%，有效率 93.8%。

赵氏[2]认为肩关节周围炎急性期宜逐瘀滞、通络止痛。方用身痛逐瘀汤：秦艽 10g，川芎 10g，桃仁 6g，红花 10g，甘草 6g，羌活 10g，没药 10g，当归 12g，五灵脂 10g，地龙 6g，牛膝 10g。再配合针刺治疗，效果良好。

郑氏[3]自 1998 年始运用王清任首创的身痛逐瘀汤和手法治疗本病 148 例，临床上取得了较为满意的疗效。本组病例中，男 71 例，女 77 例；年龄 35.42～45.67 岁者 34 例，45 岁以上者 116 例；左肩 64 例，右肩 71 例，双肩 13 例；病程最短 2 个月，最长 4 年。主要临床表现：疼痛 150 例，夜间痛剧者 93 例，伴有不同程度功能障碍者 132 例。手法按摩配合身痛逐瘀汤化裁内服：基本方剂为当归、川芎、桃仁、红花、乳香、没药、五灵脂、地龙、秦艽、羌活、桂枝、姜黄、黄芪、香附等，临床可随病情酌情加减。治疗结果：148 例中治愈 41 例，占 27.7%，有效 107 例，占 72.3%。

买买吐松等[4]自 2000～2004 年采用清代名医王清任之名方身痛逐瘀汤加减化裁内服外敷治疗颈肩腰腿痛 104 例，获得满意疗效。治疗组

104 例，其中男 54 例，女 50 例；年龄最小 18 岁，最大 71 岁，平均 40.5 岁；病程 2 个月以内 60 例，6 个月以内 32 例，1 年以内 10 例，1 年以上 2 例。分类：颈椎病 20 例，颈椎间盘突出症 10 例，肩关节周围炎 12 例，腰肌劳损 8 例，腰椎间盘突出症 30 例，腰椎骨质增生症 12 例，腰骨性关节炎 12 例。用身痛逐瘀汤加减化裁治疗，水煎内服剂每日 1 剂，早晚分服，并使用全自动中药熏蒸床加入身痛逐瘀汤化裁方煎煮预热 20 分钟后，患者入舱，舱温 45℃，时间为 30 分钟，每日 1 次。出舱后药渣棉布包趁热外敷患处 20 分钟，10 天为 1 疗程。内服药秦艽 15g，羌活、独活各 10g，鸡血藤 30g，当归 20g，川芎 15g，桃仁 20g，红花 20g，牛膝 20g，香附 10g，茯苓 15g，猪苓 10g，防己 10g，乌梢蛇 20g，地龙 15g，没药 15g，五灵脂 15g，延胡索 20g，三七 10g。熏蒸外敷药用：在内服中药方基础上加用香樟木 50g，苏木 50g，透骨草 50g，伸筋草 30g，路路通 30g，白芷 30g，大血藤 30g，千年健 30g，桂枝 30g，木瓜 30g，威灵仙 30g，附子 20g，马钱子 20g，制川草乌各 20g，细辛 20g，五加皮 20g，海桐皮 20g，艾叶 20g。结果治愈 42 例，有效 55 例，无 7 例，总有效率 93.26%。

　　敖氏等[5]自 2000 年 12 月～2003 年 12 月，运用加味身痛逐瘀汤治体疗方法治疗 126 例肩周炎患者，取得了满意的疗效。本组 126 例，男 56 例，女 70 例；年龄 42～76 岁，平均年龄为 53.8 岁；病程最长 2 年，最短 2 周。病程长短与自觉症状不成比例，多数患者早期以疼痛为主，晚期以活动受限，肌肉粘连、萎缩为主，疼痛反不如早期。本组全部病例患侧肩关节均有压痛点，不同程度功能受限及夜间疼痛、肌肉萎缩体征。X 线摄片显示肩关节骨质脱钙 16 例，关节有钙化点 5 例，关节间隙狭窄 10 例。口服中药方剂加味身痛逐瘀汤：片姜黄 10g，秦艽 15g，川芎 10g，桃仁 10g，红花 10g，甘草 6g，羌活 10g，没药 12g，五灵脂 10g，香附 10g，牛膝 15g，地龙 10g，当归 10g，桂枝 30g，石膏 30g，桑枝 100g，各病例随症加减。治疗结果本组 126 例，经治 2～3 个疗程，痊愈 93 例（占 73.8%），好转 27 例（占 21.4%），无效 6 例（占 4.8%），总有效率 95.2%。

【典型案例】

　　陈某，女，46 岁，公务员，2001 年 3 月 16 日初诊。左侧肩关节酸痛、麻木伴活动受限 1 年，加剧 1 个月余。患者夜间睡眠时疼痛剧烈，肩上举及后伸时疼痛集中于肩前及肩外侧部。查体：左肩皮肤无红肿及瘢痕溃疡，左肩三角肌轻度萎缩，上举及后伸时疼痛加重，肱二头肌长、头腱、喙突、肱骨大结节压痛。活动范围检查：上举 90 度，后伸

10度，外展60度。X线摄片显示：肩关节诸骨骨小梁疏松，骨皮质变薄，骨质无破坏。曾服用中药独活寄生汤，并经过理疗、按摩等治疗，疗效不佳。笔者诊后认为属经络阻滞、气血运行不畅，用加味身痛逐瘀汤，以桑枝水煎服，每日1剂，分2次服，并配合体疗。经2个疗程治疗，症状全部消除，功能活动正常。随访1年无复发。[5]

第二节　颈椎病

颈椎病又称颈椎综合征，是颈椎骨关节炎、增生性颈椎炎、颈神经根综合征、颈椎间盘脱出症的总称，是一种以退行性病理改变为基础的疾患。主要由于颈椎长期劳损、骨质增生，或椎间盘脱出、韧带增厚，致使颈椎脊髓、神经根或椎动脉受压，出现一系列功能障碍的临床综合征。表现为颈椎间盘退变本身及其继发性的一系列病理改变，如椎节失稳、松动；髓核突出或脱出；骨刺形成；韧带肥厚和继发的椎管狭窄等，刺激或压迫了邻近的神经根、脊髓、椎动脉及颈部交感神经等组织，并引起各种各样症状和体征的综合征。颈椎病的症状非常丰富、多样而复杂，多数患者开始症状较轻，在以后逐渐加重，也有部分症状较重者。这是与所患颈椎病的类型有关，但往往单纯的类型少，以一个类型为主暨有一个到几个类型混合在一起，称为混合型颈椎病，所以说症状是非常丰富，多样而复杂的。这些症状与发病程度，发病时间长短，个人的体质有一定关系。多数起病时轻且不被人们所重视，多数能自行恢复，时轻时重，只有当症状继续加重而不能逆转时，影响工作和生活时才引起重视。如果疾病久治不愈，会引起心理伤害，产生失眠、烦躁、发怒、焦虑、忧郁等症状。从生物力学角度来看，$C_5 \sim C_6$、$C_6 \sim C_7$ 受力最大，因此，颈椎病的发生部位在这些节段较为多见。有统计表明，50岁左右的人群中大约有25%的人患过或正患此病，60岁左右则达50%，70岁左右几乎为100%，可见此病是中、老年人的常见病和多发病。

临床上常根据其病理特征和临床症状分为五型：①颈肌型病变：颈肩肌群软组织损伤、气血郁滞；主要症状：颈部强直、疼痛，或有整个肩背疼痛发僵；点头、仰头及转头活动受限；也可出现头晕的症状。②神经根型病变：椎间孔变窄致颈脊神经受压，多见于 $C_4 \sim C_7$；主要症状：早期症状为颈痛和颈部发僵；上肢放射性疼痛或麻木，此疼痛和麻木沿着受压神经根的走向和支配区放射，有时症状的出现与缓解和患者颈部的位置和姿势有明显关系；患侧上肢感觉沉重、握力减退，有时出现持物坠落。③椎动脉型病变：由于骨刺、血管变异或病变导致供血不足。主要症状：发作性眩晕，复视伴有眼震；有时伴随恶心、呕吐、耳鸣或听力下降，这些症状与颈部位置改变有关；下肢突然无力猝倒，但是意识清醒，多在头颈处于某一位置时发生；偶有肢体麻木、感觉异常。④交感神经型病变：各种颈部病变激惹了神经根、关节囊或项韧带上的交感神经末梢。主要症状：头晕、头痛、睡眠差、记忆力减退、注意力不易集中；眼胀、视物不清；耳鸣、耳堵、听力下降；鼻塞、"过敏性鼻炎"，咽部异物感、口干、声带疲劳等；恶心甚至呕吐、腹胀、腹泻、消化不良、嗳气等；心悸、胸闷、心率变化、心律失常、血压变化等；面部或某一肢体多汗、无汗、畏寒或发热。⑤脊髓型病变：颈部病变导致脊髓受压、炎症、水肿等。主要症状：下肢麻木、沉重，行走困难，双脚有踩棉感；上肢麻木、疼痛，双手无力、不灵活，写字、系扣、持筷等精细动作难以完成，持物易落；躯干部出现感觉异常，患者常感觉在胸部、腹部、或双下肢有如皮带样的捆绑感。

颈椎病属中医学"骨痹"、"血痹"、"眩晕"、"项强"、"颈肩痛"等范畴。《灵枢·百病始生》篇曰："风雨寒热，不得虚，邪不能独伤人，此必因虚邪之风，与其身形，两虚相得，乃客其形。"指出风寒湿邪，乘虚侵入人体，引起气血运行不畅，经络阻滞，日久瘀血，深入筋骨关节，而形成痹证。《素问·上古天真论》谓："五八肾气衰，……七八肝气衰，筋不能动。"或年老体衰，肝肾亏虚，筋骨失健，筋弛骨萎，气血不足，循环不畅；或因年迈体虚，复遇风寒侵袭，从而经络受阻，气血运行不畅，筋肉僵硬疼痛而发病。本病为本虚标实之证，气血不足、肝肾亏虚为病之内因，而感受外邪、劳损、外伤为诱因，引起气血运行不畅，日久瘀血内阻，致使气滞血瘀而出现疼痛、麻木诸症。颈椎之病，不论在脏腑、经络，或在皮内、筋骨均离不开气血，气血之于形体，无处不至。瘀血阻脉，不通则痛；瘀血不除，新血不生，气虚不行，血运不畅，荣养失职，而致不荣则痛和肢麻等症。临床辨证主要分为肝肾亏虚、风寒湿痹两种类型。[6]

【临床应用】

罗氏[7]采用活血化瘀、通经活络之法，用加味身痛逐瘀汤治疗颈椎病45例，取得较为满意的疗效。本组45例均为1991年6月～1994年6月的门诊病人。其中男27例，女18例；年龄42～76岁；病程最短者8天，最长者22年，平均23个月；全部病例初诊时摄颈椎正、侧双斜位X线摄片，显示椎体前、后缘有不同程度的骨质增生42例，生理曲度平浅25例，反张12例，椎间隙狭窄31例颈韧带钙化15例。全部病例均用身痛逐瘀汤加味：秦艽10g，川芎6g，桃仁10g，红花10g，羌活

8g，没药 10g，当归 10g，五灵脂 10g，香附 10g，牛膝 10g，地龙 10g，威灵仙 10g，葛根 20g，甘草 6g。上肢麻木疼痛较剧者加桂枝 10g，桑枝 10g；肩背疼痛较剧者加姜黄 10g。水煎服，每日 1 剂。服药时间最短者 15 天，最长者 52 天，平均 28.5 天。治疗效果 45 例中，优 18 例，占 40%；良 19 例，占 42.2%；有效 6 例，占 13.3%，无效 2 例，占 4.5%。总有效率为 95.5%。

买买吐松等[4]自 2000~2004 年采用清代名医王清任之名方身痛逐瘀汤加减化裁内服外敷治疗颈肩腰腿痛 104 例，获得满意疗效。治疗组 104 例，其中男 54 例，女 50 例；年龄最小 18 岁，最大 71 岁，平均 40.5 岁；病程 2 个月以内 60 例，6 个月以内 32 例，1 年以内 10 例，1 年以上 2 例。分类：颈椎病 20 例，颈椎间盘突出症 10 例，肩关节周围炎 12 例，腰肌劳损 8 例，腰椎间盘突出症 30 例，腰椎骨质增生症 12 例，腰骨性关节炎 12 例。用身痛逐瘀汤加减化裁治疗，水煎内服剂每日 1 剂，早晚分服，并使用全自动中药熏蒸床加入身痛逐瘀汤化裁方煎煮预热 20 分钟后，患者入舱，舱温 45℃，时间为 30 分钟，每日 1 次；出舱后药渣棉布包趁热外敷患处 20 分钟，10 天为 1 疗程。内服药秦艽 15g，羌独活各 10g，鸡血藤 30g，当归 20g，川芎 15g，桃仁 20g，红花 20g，牛膝 20g，香附 10g，茯苓 15g，猪苓 10g，防己 10g，乌梢蛇 20g，地龙 15g，没药 15g，五灵脂 15g，延胡索 20g，三七 10g。熏蒸外敷药用：在内服中药方基础上加用香樟木 50g，苏木 50g，透骨草 50g，伸筋草 30g，路路通 30g，白芷 30g，大血藤 30g，千年健 30g，桂枝 30g，木瓜 30g，威灵仙 30g，附子 20g，马钱子 20g，制川草乌各 20g，细辛 20g，五加皮 20g，海桐皮 20g，艾叶 20g。结果治愈 42 例，有效 55 例，无效 7 例，总有效率 93.26%。

张氏等[8]1998 年 1 月~2002 年 8 月用牵引与身痛逐瘀汤加味治疗颈椎病 103 例，疗效满意。103 例颈椎病患者中，男 64 例，女 39 例，年龄 35~65 岁，平均 52.13 岁；病程小于 1 年 36 例，1~5 年 54 例，6~10 年以上的 13 例；临床分型，混合型 34 例，椎动脉型 52 例，神经根型 17 例。药物组成：秦艽 30g，川芎 24g，桃仁 30g，红花 30g，羌活 15g，没药 10g，当归 30g，五灵脂 10g，香附 15g，牛膝 30g，地龙 15g，甘草 10g，白芥子 15g，延胡索 15g，透骨草 15g，将药物粉过 40~60 目筛，用食醋浸泡 10 分钟后，加热 40~45℃，装在 10cm×16cm 沙布袋，不滴药液为适，置于颈后部位压痛点，采用红外线灯密封式照射，根据病人对热的耐受力，调整灯的高度，每次 20~35 分钟，每个药袋约重 450g，用 4 次后废掉。牵引：中国产 b9-12 型经络导平仪。连接坐式牵引仪，以坐位颏枕式，角度依颈椎病变部位调整，每次 20 分钟。牵引与醋药疗法，依上述程序，每日 1 次，12 次为 1 个疗程。1 疗程 38 例，2 疗程 52 例，3 疗程 13 例。治疗结果，痊愈 20 例（19.4%），好转 77 例（74.8%），无效 6 例（5.8%），总有效率为 94.2%。

徐氏等[6]2006 年 1 月~10 月采用身痛逐瘀汤配合牵引治疗颈椎病，并对其疗效及治疗前后甲襞微循环进行动态观察。选择我院住院的颈椎病患者 40 例，其中男性 15 例，女性 25 例；年龄 30~68 岁，平均 49.85 岁；病程 7 天~28 年，平均 4.85 年；平均住院 20.57 天。治疗方法，所有患者均予身痛逐瘀汤口服：秦艽 10g，当归 12g，川芎 12g，桃仁 10g，红花 10g，羌活 12g，没药 6g，川牛膝 10g，五灵脂 10g，香附 10g，地龙 10g，甘草 6g。上肢疼痛麻木甚者加桂枝 10g，桑枝 12g；颈肩痛甚者加姜黄 10g；兼气虚者加黄芪 30g。每日 1 剂，水煎取汁早晚分服。同时配合牵引：电脑牵引床，患者取坐位，解开领口，静坐于牵引椅上，全身放松，呼吸调匀，头部略前倾，套上颈牵引托行颈部牵引，牵引第 1、2 次时重量为 3~5kg 以后逐步加重牵引量，最多不超过 10kg，每日 1 次，每次 20~30 分钟，10 天为 1 疗程，连续 2 个疗程。临床总体疗效本组 40 例，临床治愈 8 例（20%），显效 21 例 52.5%，有效 10 例（25%），无效 1 例（2.5%），总有效率 97.5%。

胡氏[9]近年以加减身痛逐瘀汤并针刺方法，对门诊收治的神经根型颈椎病患者予以辨证施治，初步获得较满意的临床效果。自 2001 年 1 月~2003 年 12 月门诊收治的全部神经根型颈椎病患者，均采用加减身痛逐瘀汤并针刺方法治疗。病历完整者计 98 例，其中男 54 例，女 44 例；年龄 25~72 岁，平均 51.68 岁；病程 0.5~24 年，平均 6.32 年。药用加减身痛逐瘀汤，由黄芪、党参、当归、白芍、生地、川芎、红花、桃仁、香附、穿山甲、没药、地龙、威灵仙、葛根、丹参、甘草等组方。气虚甚者重用黄芪、党参；血瘀甚者重用红花、桃仁；疼痛甚者重用穿山甲、没药；麻木甚者重用地龙、威灵仙；颈部活动受限明显者重用葛根、丹参，俱随症适量使用。水煎服，每天 1 剂，共 4 周。针刺，取穴为颈夹脊穴、肩井、肩髃、曲池、外关、合谷。针刺行针得气后，留针 10 分钟，行针 1 次。共留针 30 分钟。一般多用平补平泻手法。年老体弱者以补法为主。每 5 天后停 2 天，共 4 周。结果，经该方法治疗 98 例神经根型颈椎病患者中，治愈 64 例，占 65.31%；好转 27 例，占 27.55%；无效 7 例，占 7.14%。总有效率为 92.86%。对其中治愈 64 例，分别在治疗后 3 个月时进行随访。接受随访 59 例，X 线摄片复查显示，部分患者颈椎曲度改变、不稳定或骨赘得到控制，按以上标准判定，治愈 51 例，为 86.44%；7 例时有轻微不适，为 11.86%；经常发作 1 例，为 1.7%，即复发 8 例，复发率为 13.56%。

【典型病例】

1. 彭某某，男，48 岁，会计。半年来渐感左上肢麻木胀痛，夜间尤甚，活动欠灵活。经院外中西医治疗无效，加重 10 天。于 1993 年 11 月 23 日来我院诊治。查左上肢活动受限，肩胛上角及肩周有压痛。左手握力下降，压头试验（+），牵拉试验（+）。实验室检查：血沉 28mm/h，类风湿因子（-），抗"O"（-），肩关节 X 线摄片无异常。颈椎正侧位、双斜位摄片显示：颈椎前后缘均有不同程度骨质增生，椎间隙狭窄。舌质暗、苔薄白、脉沉弦。用身痛逐瘀汤加味：秦艽 10g，川芎 6g，桃仁 10g，红花 10g，羌活 8g，没药 10g，当归 10g，五灵脂 10g，香附 10g，地龙 10g，桂枝 10g，葛根 15g，片姜黄 10g，甘草 6g。每日 1 剂，服药 5 剂后疼痛明显减轻。共服药 35 剂后症状和体征均消失，恢复正常工作，随访 10 个月，未见复发。[4]

2. 潘某某，男，34 岁，鄞县姜山头人。1995 年 4 月 3 日首诊。主诉：腰痛牵引至右下肢，坐立不适，起卧不易，曾在杭州、余姚等医院治疗，病痛仍然不减，已近 2 个月。刻诊：由其父搀扶入室，步履艰难，痛楚貌。检查：$L_5 \sim S_1$ 处压痛明显，跟腱反射减弱，跖屈力减弱，右直腿抬高试验小于 30 度。随带 CT 片显示：$L_5 \sim S_1$ 椎间盘突出。诊断：$L_5 \sim S_1$ 椎间盘突出（右腰腿痛，瘀血型）。治法：通经活络、活血止痛。针刺：先取"掌基穴"，每隔 5 分钟捻转 1 次，取坐位，嘱其微屈伸腰部，20 分钟后起针；然后取俯卧位（俯卧），针双肾俞穴、双气海穴、右环跳穴、右承扶穴、右殷门穴、右委中穴、右承山穴、右昆仑穴。留针 20 分钟，间行提插捻转 2 次。出针后，在肾俞穴与气海穴及右髂脊下缘加拔火罐。起罐后，以双手掌交加按压腰部，然后以拿捏手法施以双下肢。首次治疗后，患者顿觉轻松，腰能挺直，步履轻松。处方身痛逐瘀汤加减 5 剂，吲哚美辛 20 片带回内服。1995 年 7 月 7 日复诊，告知：其腰腿痛明显减轻，起卧不用人帮忙。又施以针刺、拔罐、按捏，然后处以中药。先后治疗 3 次即获痊愈。嘱其休息调养 1 个月，逐渐恢复劳动。其后每日劳作，但腰腿痛至今未有发作。[10]

第三节　腰间盘突出症

腰间盘相当于一个微动关节，是由透明软骨板、纤维环和髓核组成，分布在腰椎骨间。椎间盘突出症是一个多发病、常见病，它主要因椎间盘劳损变性、纤维环破裂或髓核脱出等，刺激或压迫脊神经、脊髓等引起的一系列症状群。

腰椎间盘突出症多见于 20 ～ 40 岁青壮年，约占患者人数的 80%，男性明显多于女性。95% 腰椎间盘突出发生在第 L_4 ～ L_5 和 S_5 ～ S_1 间隙，可出现以下临床表现：

（1）腰腿痛：多数患者有外伤、着凉或过度劳累史。起病时，常先表现不同程度腰部疼痛，轻者仅为钝痛和酸痛，重者卧床不起翻身困难。疼痛主要在下腰部或腰骶部，疼痛的原因主要是因为椎间盘突出后刺激了纤维环外层和后纵韧带中的窦椎神经纤维所产生。疼痛部位较深，难以定位，一般为钝痛、刺痛或放射性疼痛。腰痛经卧床休息后逐渐减轻或消退。数周后，渐感一侧下肢放射性疼痛，站立、行走、咳嗽、打喷嚏及用力大小便时，腰痛加剧。经一般保守治疗，症状可缓解甚至完全消失。以后腰部再次扭伤、着凉或劳累时，症状仍可再度复发。如此屡次复发，使症状呈进行性加重，发作期逐渐延长，发作间隔逐渐缩短，甚至可无明显缓解期。

（2）脊柱姿势改变：腰椎间盘突出后约有 90% 以上的患者有不同程度的功能性脊柱侧凸，侧弯是减轻突出物对神经根压迫的一种保护性措施。

（3）腰椎活动受限：腰椎的生理曲度减小（俗称"板腰"）是因疼痛引起的反射性肌肉痉挛所致。轻者表现为腰部活动发板，脊柱后伸和向患侧弯时，活动受限更为明显；重者卧床不起，翻身困难，甚至昼夜跪伏在床上。

（4）下肢放射性疼痛：由于腰椎间盘突出多发生在 L_4、L_5 和 L_5 ～ S_1 间隙，而坐骨神经正是来自 L_4、L_5 和 S_1 ～ S_3 神经根，所以腰椎间盘突出患者多有坐骨神经痛或先由臀部开始，逐渐放射到大腿后外侧、小腿外侧、足背及足底外侧和足趾。中央型的突出常引起双侧坐骨神经痛。当咳嗽、打喷嚏及大小便等腹内压增高时传电般的下肢放射痛加重。腿痛重于腰背痛是椎间盘突出症的主要体征之一。

（5）直腿抬高试验和加强试验阳性：这是诊断本病的重要检查方法。前者的检查方法是将膝关节伸直，并在此伸直位将被检查的下肢抬高，至尚未抬到 90° 即出现该侧坐骨神经牵拉痛时，即可认为阳性。后者的检查方法是在患肢直腿抬高到将痛未痛时，将足被动背伸，如出现坐骨神经痛即为阳性。

（6）麻木及感觉异常：腰椎间盘突出后，可造成神经根接触区域的局部性压迫和牵扯性压迫，使神经根本身的纤维和血管受压而导致缺血缺氧，故受累神经根支配区域出现疼痛、麻木等异常感觉。L_4、L_5

椎间盘突出可累及 L_5 神经根并出现大腿后侧、小腿外侧、足背外侧及姆趾背侧感觉麻木异常，姆趾背伸肌力减弱。$L_5 \sim S_1$ 椎间盘突出可累及4、5 趾背侧皮肤感觉异常。如果椎间盘突出物压迫或刺激椎旁交感神经纤维，可反射性引起下肢血管壁收缩而出现下肢发冷、发凉、足背动脉减弱等现象。马尾神经受累会出现马尾综合征，如会阴区麻木，二便功能障碍，性功能障碍。而且在病人咳嗽、喷嚏时疼痛加重。

（7）间歇性跛行：由于椎间盘突出物压迫神经根，造成神经根的充血、水肿等炎性反应和缺血，当行走时，椎管内受阻的椎静脉丛充血，加重了神经根的充血程度和脊髓血管的扩张，同时也加重了神经根的压迫而出现间歇性跛行及疼痛。

（8）肌肉瘫痪：腰椎间盘突出物压迫神经根时间较长者，可造成神经根缺血缺氧变性而出现神经麻痹、肌肉瘫痪。单侧或双侧下肢部分肌肉肌力减退，长时间发病有肌萎缩，或足下垂，足姆趾下垂。

中医学典籍中无腰椎间盘突出症之名，根据该病的临床表现，可归于"腰痛"、"腰腿痛"、"痹证"等范畴。《素问·刺腰痛篇》中曰："衡络之脉令人腰痛，不可以俯仰，仰则恐仆，得之举重伤腰，"又云："肉里之脉令人腰痛，不可以咳，咳则筋急"。《医学心悟》也云："腰痛拘急，牵引腿足"，这说明中医学很早就对腰间盘突出症有了很深的认识，有相应的治疗方法。[11]①肾精亏损，筋骨失养：腰背腿酸无力，疼痛绵绵，喜揉喜按，遇劳则重，休息减轻，反复发作。或有耳鸣耳聋，运动迟缓，足萎失用。若伴失眠多梦，五心烦热，潮热盗汗，颧红咽干，舌红少苔，脉细数无力，为肾阴不足；若伴畏寒肢冷，下肢尤甚，少腹拘急。面色㿠白，舌淡而润，脉沉弱，为偏肾阳虚。②跌扑闪伤，气血瘀滞：腰背腿痛如刺，痛有定处，轻则俯仰不便，重则因痛剧而不能转侧，痛处拒按。若病久者，病势稍缓，经久不愈，可时发时止，遇劳或闪挫，病势增剧，或面见黧黑，唇甲青紫，舌质淡紫或紫暗，或有瘀点瘀斑，脉细涩或沉弦。若新病者，为急性跌扑闪挫所致，病势剧烈痛处如锥刺刀割，或腰痛微热，轻则扶腰跛行，重则行动不能，面部苦痛皱眉，舌淡紫或无变化，脉弦、紧或沉涩。③病久内侵，阻遏经络：腰背腿冷痛重着，转侧不利，行动迟缓，遇寒湿则加重，得温热则缓解，虽静卧、休逸则疼痛亦难缓解，甚则加重，其病史一般长，且渐渐加重，舌苔白腻，脉沉迟。偏于寒者，痛处剧烈，筋脉拘急；偏于湿者，身重，肌肤不仁。上症寒湿郁久，可化湿热，则见痛处觉热，遇热、遇湿则疼痛加重，活动后，或可减轻，小便赤短，舌红苔腻，脉濡数，此为寒湿之证。

【临床应用】

王氏[12]从 1992 年以来，采用身痛逐瘀汤加减治疗本病 90 例，收效较满意。本组 90 例中，男 56 例，女 34 例；年龄最小 16 岁，最大 78 岁，平均 47 岁，尤以 30～50 岁之间为多见；病程最短 1 天，最长 10 年。治疗方法，药用：牛膝 20g，地龙 25g，羌活 15g，秦艽 20g，香附 25g，甘草 5g，当归 30g，川芎 10g。若外伤史明显加土鳖虫、煅自然铜各 20g，血竭 2g，以增强活血逐瘀之力；习惯性腰椎间盘突出症加杜仲、续断、熟地各 20g，意在强筋壮骨；疼痛重加延胡索 20g；气虚体弱加党参 20g，白术 15g。1 日 1 剂，水煎服，每日早晚分服。治疗结果，临床治愈：自觉症状消失，活动无疼痛，臀部无偏喎，恢复原来工作和劳动能力 32 例；显效：自觉症状基本消失，活动无疼痛，行走自如，臀部稍有偏喎，基本恢复工作和劳动能力 31 例；好转：自觉疼痛症状好转，臀部偏喎同前但行走时痛增 18 例；无效：症状体征与治疗前无改变 9 例。

刘氏等[13]1997 年 12 月～1999 年 2 月运用身痛逐瘀汤治疗腰椎间盘突出症患者 23 例，取得良好疗效。其中男 15 例，女 8 例；年龄最小 29 岁，最大 52 岁；有明显外伤史者 13 例，无明显外伤史者 10 例；病程最长者 3 年，最短者 2 周，半年以上者 12 例；腰痛伴左腿疼痛者 8 例，伴右腿疼痛者 10 例，双腿疼痛者 5 例；直腿抬高试验低于 60 度者 17 例。23 例患者均经 CT 或 MRI 检查，$L_3～L_4$ 椎间盘突出者 2 例，$L_4～L_5$ 椎间盘突出者 12 例，$L_5～S_1$ 椎间盘突出者 9 例。结果 23 例患者中，临床治愈 6 例；显效 9 例；好转 6 例；无效 2 例，其中有 1 患者治疗期间转行手术治疗，归于无效组。总有效率达 91.3%。

黄氏[14]运用身痛逐瘀汤治疗腰椎间盘症术后麻木 75 例，取得满意疗效。75 例中，男性 48 例，女性 27 例；年龄最大 62 岁，最小 21 岁；病程最长 5 年，最短 6 个月。所有病例均在硬膜外麻下行椎板开窗髓核摘除和（或）侧隐窝扩大术，术后常规抗炎及对症处理。术后第 2 天即服用身痛逐瘀汤合二陈汤加减：秦艽 8g，川芎 10g，桃仁 10g，红花 10g，当归 10g，甘草 6g，羌活 8g，没药 8g，五灵脂 10g，香附 8g，牛膝 10g，地龙 10g，半夏 15g，橘红 15g，茯苓 10g。水煎服，1 天 2 次，1 周为 1 个疗程，一般 3～4 个疗程。诊断标准：临床以根性疼痛明显，治愈（麻木和疼痛消失，肌力正常）49 例，显效（疼痛消失，稍有麻木，肌力接近正常）18 例，好转（时有疼痛，麻木和肌力减弱无明显改善）6 例，无效 2 例。

高氏[15]1999 年 6 月～2004 年 3 月，运用身痛逐瘀汤加味治疗腰椎间盘突出症 86 例，疗效满意。本组椎间盘突出症患者，男 47 例，女 39 例；年龄 19～65 岁，平均 42 岁；病程最短 1 年，最长 20 年；病变部位：44 例为 L_4～L_5，40 例为 L_5～S_1，其余 2 例为 L_4～L_5、L_5～S_1 双间隙椎间盘突出。基本方：秦艽 10g，川芎 12g，桃仁 10g，红花 10g，没药 10g，当归 10g，五灵脂 10g，制香附 12g，羌活 10g，川牛膝 15g，地龙 10g，甘草 10g。加减：若风胜者加防风 10g，独活 12g；寒湿甚者加苍术 10g，肉桂 6g；湿热甚者加黄柏 10g，薏苡仁 15g；血瘀甚者加泽兰 10g，土鳖虫 6g；气滞甚者加橘核 15g，川楝子 10g；气虚甚者加黄芪 15g，白术 15g；阳虚甚者加附子 10g，杜仲 12g；阴虚甚者加熟地黄 15g，枸杞子 10g；痰瘀痹阻者加半夏 10g，白芥子 6g。每日 1 剂，水煎，早晚分服，10 天为 1 个疗程，2 个疗程后观察疗效。86 例患者治愈 45 例，有效 38 例，无效 3 例，有效率为 96.51%。

李氏[16]近 2 年来在临床上采用古方身痛逐瘀汤加减治疗该病，通过 100 例病人的观察，取得了较好的临床疗效。本组 100 例病人中，男 65 例，女 35 例，年龄最大 70 岁，最小 22 岁，左下肢疼痛伴腰痛 45 例，腰痛伴右下肢放射痛 35 例，腰痛伴双下肢或臀部痛 20 例，首次发病 65 例，平素有慢性腰腿痛病史者 35 例，病程最短 1 天，最长半年以上，病情反复发作者 12 例。其中行椎间盘手术者 12 例，术后产生腰背痛。基本方：全当归 15g，桃仁 10g，广地龙 15g，红花 10g，秦艽 10g，怀牛膝 10g，五灵脂 10g，泽泻 30g，制乳香 10g，制没药 10g，制香附 10g，延胡索 20g，炙甘草 10g。结果：优 45 例，良 50 例，差 5 例；疗程最短 1 周，最长 1 个月。

王氏等[17]在临床中探索中药身痛逐瘀汤化裁对治疗腰椎间盘突出症的疗效，结果令人满意。患者 100 例，其中男性 47 例，女性 53 例；年龄 30 岁以下者 3 例，31～40 岁 37 例，41～50 岁 42 例，51 岁以上者 18 例，平均年龄 43.5 岁；病程最短 1 天，最长 3 年；L_4～L_5 突出者 43 例，L_5～S_1 突出者 38 例，L_3～L_4、L_4～L_5 突出 9 例，L_4～L_5、L_5～S_1 突出者 10 例。结果，痊愈 56 例，显效 24 例，好转 15 例，无效 5 例，总有效率为 94%。

魏氏[18]自 1993～1996 年，应用身痛逐瘀汤治疗腰椎间盘突出症 54 例，收到明显效果。本组 45 例，其中男 34 例，女 11 例；年龄最小 18 岁，最大 72 岁，平均 37 岁；21 例有明确腰部外伤史；病程 1～7 天者 19 例，8 天～3 个月者 20 例，3 个月以上者 6 例。身痛逐瘀汤加减桃仁 12g，红花 12g，当归 15g，五灵脂 9g，秦艽 12g，羌活 9g，牛膝 12g，没药 6g，地龙 12g，川芎 9g，甘草 6g，香附 9g。老年气血虚者加黄芪

18g，云茯苓15g；肢体麻木，疼痛固定，遇寒加重者加桂枝12g，威灵仙15g；肢体沉重，形疲乏力，舌苔白腻者加云茯苓15g，白术12g；久病者加土鳖虫9g，全蝎9g；新伤加独活12g，细辛3g。水煎服，每日1剂。7剂为1疗程。治疗结果本组45例经1~4个疗程治疗，症状消失，恢复功能者35例，占77.8%；腰腿痛缓解，阳性体征基本消失者8例，占17.8%；无效者2例，占4.4%。

陈氏[19]自2001年7月以来，采用身痛逐瘀汤为主配合针灸疗法治疗腰椎间盘突出症，患者30例，并与单纯针灸治疗的30例患者比较，疗效显著。60例均为门诊患者，随机分为2组。治疗组30例，男21例，女9例；年龄最小31岁，最大68岁，平均48.5岁；病程不足1年者14例，1年以上者1例。对照组30例，男24例，女6例；年龄最小30岁，最大67岁，平均45.5岁；病程不足1年者15例，1年以上者15例。2组均经CT或MRI检查确诊，2组间比较无显著性差异，具有可比性。治疗组：中药内服身痛逐瘀汤合右归丸加减。药物组成：秦艽9g，川芎18g，桃仁27g，红花27g，独活9g，乳香10g，没药10g，怀牛膝27g，地龙18g，土鳖虫10g，五灵脂18g，山药12g，肉桂9g，熟地黄24g，鹿角胶12g，菟丝子12g，附子9g，乌梢蛇12g，甘草18g。水煎服，1剂/日，15日为1个疗程。针灸理疗：取病变椎体上下各1个椎体两侧的夹脊穴，毫针刺，得气后接电针，治疗30分钟，起针后在针处加拔罐或TDP照射。15次为1个疗程，疗程之间可间隔3~5天。在施以上法的同时，还应辅以腰背肌锻炼，锻炼要循序渐进，逐渐增加强度。对照组不服中药，以针灸、理疗（方法同上）、锻炼为主。结果，治疗组总有效率93.4%。

刘氏等[13]在1997年12月~1999年2月间运用身痛逐瘀汤治疗腰椎间盘突出症患者23例，取得良好疗效。23例患者均符合全国高等医药院校教材第四版《外科学》腰椎间盘突出症诊断标准。其中男15例，女8例；年龄最小29岁，最大52岁；有明显外伤史者13例，无明显外伤史者10例；病程最长者3年，最短者2周，半年以上者12例；腰痛伴左腿疼痛者8例，伴右腿疼痛者10例，双腿疼痛者5例；直腿抬高试验低于60度者17例。23例患者均经CT或MRI检查，$L_3 \sim L_4$椎间盘突出者2例，$L_4 \sim L_5$椎间盘突出者12例，$L_5 \sim S_1$椎间盘突出者9例。治疗方法以身痛逐瘀汤为基本方加减。方药：秦艽6g，川芎12g，桃仁18g，红花12g，羌活6g，当归18g，没药12g，五灵脂12g，香附6g，牛膝18g，地龙12g，甘草6g。水煎服，每日1剂，分2次口服。2周为1疗程。服药期间停用其他药物。注意休息，避免弯腰、负重。适当加强腰背肌肉锻炼。结果23例患者中，临床治愈6例；显效9例；好转6例无效2例，其中有1患者治疗期间转行手术治疗，归于无效组。总有效率达91.3%。

王氏等[20]自拟协定方新身痛逐瘀汤是在王清任的身痛逐瘀汤的基础上加减而成。应用于临床10余年，主要用于治疗腰椎间盘突出症的急性期伴有明显神经根水肿，属于中医学辨证的血瘀型患者，其功效为活血化瘀，祛瘀通络，通痹止痛。应用新身痛逐瘀汤治疗腰椎间盘突出症1006例，疗效满意。共1006例，其中男768例，女238例；年龄最小19岁，最大82岁；病程最短3天，最长15天。其症状以腰痛伴单侧下肢酸胀麻木者806例，腰痛伴交替性双下肢胀痛者200例，伴受压神经根分布肌力减退者627例，受压神经分布区皮肤感觉改变者928例。经CT检查563例$L_4 \sim L_5$椎间盘突出，$L_5 \sim S_1$椎间盘突出427例，$L_3 \sim L_4$椎间盘突出者16例。诊断依据：根据病因、病史、临床症状体征，结合CT检查为主要依据，多数病人有外伤史，腰腿窜痛，放射痛，踇趾背伸力减弱或消失，患肢直腿抬高低于60度，加强试验阳性，腰部活动受限，腱反射减弱或消失，受累下肢的皮肤感觉减弱，CT片见间盘突出影象。予自拟新身痛逐瘀汤，药用：甘草10g，五灵脂、桃仁、红花、当归、川芎、羌活、秦艽、香附各15g，牛膝20g，地龙10g，乳香、延胡索各15g，茯苓20g，水煎服，每次50mL，每日3次，同时患者卧硬板床休息，以2周为1个疗程。结果，治愈：腰腿痛消失，直腿抬高70度以上，功能活动恢复正常，能恢复工作者，1个疗程为549例，2个疗程者198例；好转：2个疗程内腰腿痛减轻，腰部活动改善，需继续治疗227例；无效：腰腿痛及放射性疼痛症状无改变32例，有效率97%。

程氏[21]自2002年3月~2004年3月，以新身痛逐瘀汤加味治疗腰椎间盘突出症，并与服用布洛芬的患者作对比观察，疗效满意。将在本科接受治疗的127例患者随机分为2组，中医治疗组（称治疗组）69例中，男52例，女1例；年龄最小21岁，最大59岁，平均42.8岁；病程最短3天，最长12年，平均14.3个月。西药治疗组（称对照组）58例中，男49例，女9例；年龄最小2岁，最大57岁，平均44.7岁；病程最短8天，最长10年，平均11.7个月。经统计学处理，2组资料$P > 0.05$，具有可比性。治疗组，予新身痛逐瘀汤加减，每日1剂，每剂取汁300mL，分3次温服。对照组，予布洛芬0.3g，每日2次口服。2组均以2周为1疗程，疗程之间间隔1周。结果，治愈：腰腿痛消失，直腿抬高70度以上，能恢复工作，治疗组41例，对照组29例；好转：

腰腿痛减轻，腰部活动功能改善，治疗组 24 例，对照组 20 例；未愈：症状、体征无改善者，治疗组 4 例，对照组 9 例。治疗组总有效率为 92.8%，疗程最短 2 周，最长 9 周。对照组总有效率为 84.5%，治疗组疗效明显优于对照组。经统计学处理 $P<0.05$，且治疗组未发现任何毒副作用。

姜氏[22] 在 1993 年 4 月～1994 年 4 月，采用身痛逐瘀汤加减配合正骨手法治疗腰突症 40 例，收到满意效果。40 例患者中男 19 例，女 21 例；年龄 28～50 岁；病程最长 3 年，最短 1 个月；80% 写有外伤史；其中单侧型占 75%，双侧型占 15%，中央型（限于较小突出）占 10%；治疗时间最长 90 天，最短 35 天，平均 60 天。本组病例采用身痛逐瘀汤加减配合正骨手法治疗。身痛逐瘀汤用秦艽 9g，川芎 9g，川牛膝 15g，红花 9g，桃仁 9g，广地龙 12g，当归 9g，羌活 9g，没药 6g，五灵脂 15g，香附 9g，甘草 6g。偏气滞血瘀，疼痛明显者加延胡索、乳香、全蝎。偏肝肾亏损，腰膝四肢酸痛乏力者加桑寄生、枸杞子、杜仲；偏外感，腰部冷痛，肌肉紧张者加独活、防风、荆芥。中药服 25 剂为 1 个疗程。如需服 2 个疗程则在第 1 个疗程停药 5 天后再服，余类推，因久服活血化瘀、祛风通络药，有刺激胃肠道的副作用。正骨手法以脊柱旋转复位法，分坐式和卧式两种。疗效结果：40 例患者经过 3 个疗程治疗，结果临床痊愈 16 例（占 40%），显效 12 例（占 30%），好转 10 例（占 25%），总有效率为 95%。

万氏[23] 自 1996 年开始，采用身痛逐瘀汤治疗血瘀型腰间盘突出症 98 例，疗效满意。本组 98 例，男 66 例，女 32 例；年龄最小 20 岁最大 75 岁，平均 44 岁；病程最短 1 小时，最长 2 年。发病 3 天内就诊 72 例。血瘀型腰间盘突出症中医症状：腰腿痛如刺，痛有定处，日轻夜重，腰部板硬，俯仰旋转受限，痛处拒按。舌质暗红或有瘀斑，脉弦紧或涩。所有病例均给予身痛逐瘀汤治疗，药用：秦艽 3g，川芎 6g，桃仁、红花各 9g，甘草 6g，羌活 3g，没药 6g，当归 9g，五灵脂 6g，香附 3g，牛膝 9g，地龙 6g。伴神疲乏力加黄芪 5g，党参 3g；伴小腹寒痛加小茴香、干姜各 3g；伴腹胀纳呆加神曲、鸡内金各 3g。每日 1 剂，水煎服，每日 3 次。骨盆牵引：将病人平置骨盆牵引床上牵引。牵引力量的大小可根据病人的年龄、体质以及发病情况适当调整，以病人能耐受为度，最大不能超过病人体重的 1/2，维持牵引 30 分钟。推拿：牵引结束即做推拿，推拿的手法按传统三步八法进行：直腿抬高；摇髋拽腿；侧卧斜扳；回旋震腰；揉腰封背；颤腰；牵抖摇晃；穴位弹拨。3 种方法同用，1 周为 1 个疗程，最短 1 个疗程，最长 6 个疗程。平均治疗 3

个疗程。结果，98 例中，治愈：腰腿痛消失，直腿抬高 70 度以上，能恢复工作 55 例；好转：腰腿痛减轻，腰部活动功能改善 40 例；未愈：症状、体征无改善 3 例。总有效率 9619% 。

朱氏等[24]于 2004 年 1 月～2005 年 11 月用身痛逐瘀汤治疗腰椎间盘突出摘除术后复发腰痛 86 例，取得满意效果。86 例病人中，男 51 例，女 35 例；年龄最小者 45 岁，最大者 67 岁，平均（55±6.2）岁；病程最短者 4 个月，最长者 1 年，平均（12±2.14）年；3～4 节段突出者 15 例，4～5 节段突出者 13 例，5～1 节段突出者 40 例，多节段者 12 例，中央型者 6 例，计单节段者 80 例，多节段者 6 例；半椎板切除术者 2 例，椎板开窗术者 65 例。基本方为身痛逐瘀汤：当归 12g，地龙 9g，川芎 12g，桃仁 9g，红花 9g，没药 9g，五灵脂 6g，羌活 9g，牛膝 6g，秦艽 12g，香附 6g，甘草 5g。临证加减：寒凝血脉者加丁香 8g，肉桂 10g；气滞血瘀甚者加三七 8g，改当归用量为 15g；肾阳虚者加海马 10g，杜仲 10g；肾阴虚者加黄精 12g，女贞子 10g。以上方水煎，早晚 2 次分服，每日 1 剂，治疗 42 天为 1 个疗程。结果，本次观察 86 例患者，在 1 个疗程结束后，参照疗效评价标准分析统计。其中优 69 例，占 80.20%；良 12 例，占 13.95%；可 4 例，占 4.65%；差 1 例，占 1.16%；优良率 94.18%，改善率为 86.24%。

赵氏[25]1999～2000 年，应用小针刀合身痛逐瘀汤治疗腰椎间盘突出症 42 例，取得满意疗效。本组 42 例，男 30 例，女 12 例；年龄最大 60 岁，最小 24 岁；病程最短 5 日，最长 3 年。全部病例均经 CT 检查确诊，且临床症状、体征与 CT 诊断相一致。CT 示腰椎间盘膨出 6 例，椎间盘侧后突 30 例，椎间盘中央型突出 6 例。其中 L_3～L_4 椎间盘病变 1 例，L_4～L_5 椎间盘病变 13 例，L_5～S_1 椎间盘病变 16 例，L_3～L_4、L_4～L_5 椎间盘病变 5 例，L_4～L_5、L_5～S_1 椎间盘病变 7 例。经小针刀配合口服身痛逐瘀汤治疗结果，42 例经 2～3 个疗程，治愈 16 例，有效 19 例，好转 5 例，无效 2 例，总有效率为 95.2%。

毕氏等[26]1999 年 3 月～2003 年 12 月采用针灸推拿配合中药身痛逐瘀汤治疗腰椎间盘突出症 36 例，疗效较为满意。临床资料，收治腰椎间盘突出症患者共 36 例，均经腰椎 X 线摄片、CT 扫描以及临床体征症状确诊为腰椎间盘突出症，其中男性 19 例，女性 17 例，年龄 31～54 岁，平均 43.5 岁。病程 13 天～4 年，3 例有外伤史。CT 检查报告病变部位：L_4～$L_5$14 例，L_5～$S_1$11 例，$L_3$49 例，L_4～L_5 并 L_5～$S_1$2 例，其中左侧型 21 例，右侧型 14 例，中央型 1 例。治疗方法①中药治疗，全部患者均服用身痛逐瘀汤。基本处方如下：红花、当归、地龙、牛膝各

15g；桃仁、青皮、乳香、没药、五灵脂、香附、土鳖虫、狗脊各 10g；川芎、羌活、独活、细辛各 6g。辨证加减：气虚者加黄芪 30g，白术 10g；肾阴虚者加生地 10g，龟板 6g。②针灸治疗，取腰部夹脊穴、肾俞、大肠俞、委中、绝骨（以上均双侧取穴），环跳、承扶、合阳、阳陵泉、昆仑、三阴交（以上均患侧取穴），采用指切进针，补肾俞、绝骨、三阴交，泻环跳、承扶、阳陵泉、昆仑，余为平补平泻，30 分钟 1 次，隔日治疗 1 次，15 天为 1 个疗程。③推拿治疗，患者俯卧位，医者用滚法、揉法在患者背部自上而下沿脊柱两侧足太阳经揉动至腰骶部，至脊柱两侧足太阳经沿线局部出现皮肤潮红、发热；然后用滚法在患者腰骶部肌肉强直部位操作 10 分钟，并根据病情行下肢牵引等手法；隔天治疗 1 次，15 天为 1 个疗程。以上方法共治疗 2 个疗程。配合平卧硬板床，每天坚持腰背肌训练，包括抬腿腹肌训练等。治疗结果，临床治愈 7 例，显效 16 例，有效 5 例，无效 3 例。有效率为 91.67%，治愈显效率为 63.9%。

丁氏等[27]自 2000 年以来，采用身痛逐瘀汤加减内服配合腰椎骨盆牵引治疗此病 126 例，取得良好疗效。本组患者共 188 例，根据临床症状和体征，经 X 线检查排除其他致病因素，确诊为腰椎间盘突出症。将患者随机分为 2 组，治疗组 126 例，其中男 77 例，女 49 例；年龄 18~67 岁，平均 46 岁。对照组 62 例，其中男 38 例，女 24 例；年龄 17~71 岁，平均 47 岁。治疗组，牵引：采用自动牵引床，牵引力量根据患者的年龄、体质及耐受能力而定，一般为 30~60 分钟，每次 30 分钟，每日 1 次，10 次为 1 疗程。身痛逐瘀汤内服，药守经方，每日 1 剂。外用身痛逐瘀汤加伸筋草 15g，透骨草 15g，大黄 20g，采用自动控温熏蒸床熏蒸腰部及患肢，每次 30 分钟，每日 1 次，10 次为 1 疗程。对照组，腰椎骨盆牵引同治疗组，并口服布洛芬 0.3g，每日 2 次。结果，治疗组总有效率 97.62%，对照组 79.03%。

刘氏[28]对 126 例确认腰间盘突出患者随机分为 2 组，治疗组 66 例根据中医辨证分为急性期，缓解期，恢复期，分别选用身痛逐瘀汤、独活寄生汤、金匮肾气丸治疗，配合腰椎牵引加针灸；对照组 60 例，只用腰椎牵引加针灸治疗。结果：治疗组总有效率 87.9%，平均疗程（25.1±2.75）天；对照组总有效率 66.7%，平均疗程（33.6±3.91）天。

邹氏[29]从 2002 年以来，应用身痛逐瘀汤治疗腰椎间盘突出症术后麻木综合征 120 例，取得较为满意的效果。治疗组 120 例中，男 90 例，女 30 例；年龄最小 29 岁，最大 59 岁；L_4~L_5 椎间盘突出 84 例，L_5~

S$_1$ 椎间盘突出 36 例；左侧突出 76 例，右侧突出 44 例；病程最短 4 个月，最长 4 年，平均 2 年 1 个月；肌力减弱者 80 例，臀腿酸痛者 104 例，两者均出现者 70 例。对照组 56 例中，男 42 例，女 14 例；年龄最小 26 岁，最大 61 岁；L$_4$ ~ L$_5$ 椎间盘突出 44 例，L$_5$ ~ S$_1$ 椎间盘突出 12 例；左侧 36 例，右侧 20 例；病程最短 3 个月，最长 3 年，平均 1 年 5 个月；肌力减弱者 36 例，臀腿酸痛者 44 例，两者均出现者 28 例。治疗组术后第 2 天开始服身痛逐瘀汤，药用：秦艽 9g，川芎 6g，桃仁 9g，红花 6g，羌活 6g，没药 6g，当归 9g，五灵脂 6g，香附 9g，牛膝 12g，地龙 6g，甘草 6g。伴神疲乏力加黄芪 15g，党参 12g；伴腹胀纳呆加神曲、鸡内金各 10g；伴小腹寒痛加小茴香、干姜各 6g。每日 1 剂，分早晚 2 次服用，14 剂为 1 个疗程。对照组同时给服维生素 B$_1$30mg，每日 3 次；尼美舒利片 0.1g，每日 2 次。14 天为 1 个疗程。两组病例经 1 ~ 3 个疗程治疗和 3 个月以上随访，治疗组总有效率 96.7%，对照组 67.8%。

王氏等[30] 自 1994 年 1 月 ~ 2002 年 3 月采用内服新身痛逐瘀汤，手法治疗，骨盆牵引，超短波理疗等非手术疗法治疗腰椎间盘突出症 105 例，取得良好的效果。本组 105 例，男 76 例，女 29 例；年龄 20 ~ 65 岁，平均年龄 43 岁；全部病例均根据患者病史、临床表现、体征、CT 及 MRI 检查得到证实，L$_4$ ~ L$_5$ 椎间盘突出 36 例，L$_5$ ~ S$_1$ 椎间盘突出 39 例，L$_3$ ~ L$_4$ 及 L$_4$ ~ L$_5$ 椎间盘突出 14 例，L$_3$ ~ L$_4$ 及 L$_4$ ~ L$_5$ 椎间盘突出伴黄韧带肥厚 5 例，L$_4$ ~ L$_5$ 及 L$_5$ ~ S$_1$ 椎间盘突合并椎管狭窄侧隐窝狭窄及韧带肥厚 11 例。病程 3 天 ~ 36 个月，平均 4 个月。均按身痛逐瘀汤口服、骨盆牵引、手法、超短波理疗方法治疗，10 天为 1 个疗程，最短 1 个疗程，最长 5 个疗程，平均 3 个疗程。结果，本组 105 例中，治愈：腰腿痛消失，直腿抬高 70 度以上，能恢复正常工作 58 例；好转：腰腿痛减轻，腰部活动功能改善 40 例；未愈：症状体征无改善 7 例。有效率 93.3%。

白氏等[31] 从 1992 ~ 1995 年采取了术中保护硬膜外脂肪的完整性，术后常规服用身痛逐瘀汤的方法以防止椎板切除术后硬膜外瘢痕粘连，经对 47 例进行了 4 年以上随访，疗效满意。本组 47 例中男 25 例，女 22 例；年龄 35 ~ 67 岁，平均 45 岁；临床诊断腰椎管狭窄症 18 例，腰椎间盘突出症 24 例，腰椎骨折并椎管狭窄 5 例，皆行全椎板切除减压术。按照《中华人民共和国中医药行业标准》评定，优 42 例，良 3 例，差 2 例为腰椎不稳所致。术后中药治疗，以身痛逐瘀汤为基本方。药用秦艽、川芎、桃仁、红花、甘草、羌活、没药、当归、五灵脂、香附、牛膝、地龙等随症加减，按原方比例配伍，制成粉末，水泛成丸，每丸重 15g。于术后第 2 天开始，日服 2 次，每次 1 丸，温开水送服，2 个月为 1 个疗程。配合功能锻炼，术后第 2 天开始练习双下肢直腿抬高，股四头肌收缩；6～8 周后开始腰背肌五点式、三点式或一点式锻炼，下床活动。疗效评定结果，本组 47 例，经治疗按上述标准评定，优 42 例，占 89.36%；良 3 例，占 6.38%；差 2 例，占 4.26%。

黄氏[33]2001 年 12 月～2005 年 12 月采用骶管封闭加身痛逐瘀汤加减治疗腰椎间盘突出症患者 58 例，取得良好效果。58 例均符合腰椎间盘突出症诊断标准。本组均予骶管穿刺注射 2% 利多卡因 10mL、曲安奈德 20mL、维生素 B_{12} 500mg、注射用水 10mL。口服身痛逐瘀汤加味，寒湿胜者加桂枝 10g，泽泻 30g；兼风湿者加独活 10g，桑寄生 10g；肾阳虚者加淫羊藿 15g，巴戟天 15g；肾阴虚者加熟地 15g，石斛 10g，水煎服，每日 1 剂，分早晚 2 次服用，配合骶管封闭服用 1～5 个疗程。治愈 36 例，显效 14 例，好转 6 例，无效 2 例。

买买吐松等[4]自 2000～2004 年采用清代名医王清任之名方身痛逐瘀汤加减化裁内服外敷治疗颈肩腰腿痛 104 例，获得满意疗效。治疗组 104 例，其中男 54 例，女 50 例；年龄最小 18 岁，最大 71 岁，平均 40.5 岁；病程 2 个月以内 60 例，6 个月以内 32 例，1 年以内 10 例，1 年以上 2 例。分类：颈椎病 20 例，颈椎间盘突出症 10 例，肩关节周围炎 12 例，腰肌劳损 8 例，腰椎间盘突出症 30 例，腰椎骨质增生症 12 例，腰骨性关节炎 12 例。用身痛逐瘀汤加减化裁治疗，水煎内服剂每日 1 剂，早晚分服，并使用全自动中药熏蒸床加入身痛逐瘀汤化裁方煎煮预热 20 分钟后，患者入舱，舱温 45℃，时间为 30 分钟，每日 1 次；出舱后药渣棉布包趁热外敷患处 20 分钟，10 天为 1 疗程。内服药秦艽 15g，羌活、独活各 10g，鸡血藤 30g，当归 20g，川芎 15g，桃仁 20g，红花 20g，牛膝 20g，香附 10g，茯苓 15g，猪苓 10g，防己 10g，乌梢蛇 20g，地龙 15g，没药 15g，五灵脂 15g，延胡索 20g，三七 10g。熏蒸外敷药用：在内服中药方基础上加用香樟木 50g，苏木 50g，透骨草 50g，伸筋草 30g，路路通 30g，白芷 30g，红藤 30g，千年健 30g，桂枝 30g，木瓜 30g，威灵仙 30g，附子 20g，马钱子 20g，制川草乌 20g，细辛 20g，五加皮 20g，海桐皮 20g，艾叶 20g。结果治愈 42 例，有效 55 例，无效 7 例，总有效率 93.26。

潘氏[33]自 2000～2003 年在临床中运用自拟新身痛逐瘀汤治疗本病取得较显著疗效。本组 50 例，全部病例均经检查确诊为腰椎间盘突出症。其中男 18 例，女 32 例；年龄最大 6 岁，最小 28 岁；病程最长 5

个月，最短 1 周；$L_4 \sim L_5$ 椎间盘突出 30 例，$L_5 \sim L_1$ 椎间盘突出 11 例，$L_4 \sim L_5$ 合并 $L_5 \sim L_1$ 椎间盘突出 9 例。临床表现：单纯腰痛 10 例，单纯下肢放射痛 18 例，腰痛伴下肢麻痹及放射痛 22 例。体征：脊柱侧弯 31 例，椎旁压痛伴向下肢放射痛 39 例，直腿抬高试验阳性 48 例，其中左下肢直腿抬高试验阳性 24 例，右下肢阳性 21 例，双下肢阳性 5 例。新身痛逐瘀汤治疗：杜仲 15g，川芎 10g，牛膝 20g，白芍 15g，桃仁 10g，羌活 15g，木瓜 10g，甘草 10g，红花 10g，秦艽 15g，延胡索 15g，当归 15g，香附 15g，茯苓 20g。若偏于湿热者，证见：口干口苦，舌质红，舌苔黄腻，加苍术 10g，生薏苡仁 20g，黄柏 12g；湿重无热者，证见：肢体沉重，舌质淡红，舌苔白厚腻，加生薏苡仁 30g；夜间疼痛不能入睡者加夜交藤 15g；大便秘结者加火麻仁 20g 或生大黄 12g。每日 1 剂，水煎 2 次，第 1 次以清水约 1500mL，文火煎取药液约 300mL，第 2 次以清水约 1000mL，煎取药液约 250mL，早晚分 2 次温服。功能锻炼：服药 1 周 ~10 天，当病人腰腿痛稍缓解后，即指导病人作腰背肌功能锻炼以配合治疗。方法：患者仰卧，屈膝 90 度，两肘及两脚掌放于床上作支撑点，挺起躯干成半拱桥状，然后放下，再重复。每天早晚进行，从每次 5 ~10 个动作开始，逐渐增加。结果本组 50 例，经 6 个月 ~1 年随访，按上述标准评定，优 28 例，良 18 例，可 3 例，差 1 例。优良率为 92%。

黎氏[34] 自 2005 年 6 月 ~2008 年 3 月用骶管注药、骨牵引、中药熏蒸治疗腰椎间盘突出症 50 例，疗效满意。本组 50 例中，男 38 例，女 12 例；年龄最小 28 岁，最大 75 岁，平均 45 岁。均经本院核磁共振检查确诊为腰椎间盘突出症。均予以骶管注药：患者侧卧位，疼痛侧在下。常规骶管穿刺成功后，注入醋酸泼尼松龙 2mL、维生素 B_{12} 100μg、2% 利多卡因 4mL，加生理盐水 30mL 混合注入，6 天 1 次，3 次为一疗程，注射 1 个疗程。同时配合骨盆牵引：骶管注药 30mL 后，平卧作持续牵引，牵引力 25 ~30kg，持续 40 分钟，共牵引 10 次。配合中药熏蒸，主要为身痛逐瘀汤加减：川乌 10g，草乌 10g，独活 10g，桂枝 10g，威灵仙 15g，丹参 15g，当归 15g，乳香 10g，没药 10g，鸡血藤 15g，杜仲 15g，桑寄生 15g，牛膝 10g，将以上药方放入微电脑中药熏蒸机锅内，设计产生 42℃ 左右的蒸汽，熏蒸患者腰部，每天 1 ~2 次，10 次为 1 个疗程，熏蒸 1 ~2 个疗程。治愈 24 例（48%），显效 16 例（32%），有效 8 例（16%），无效 2 例（4%）。

刘氏[35] 采用华佗夹脊穴针刀术治疗本病 102 例，疗效满意。102 例中男 59 例，女 43 例；发病年龄最小 18 岁，最大 75 岁。基础治疗急性期绝对卧床休息 3 周，采用硬板床上铺 10cm 厚的棉垫，自由体位，治疗之后 3 个月内不得弯腰及持重物。针刀松解术：患者俯卧于治疗床上，腹下垫 10～15cm 厚的枕头，皮肤常规消毒，敷盖洞巾，带无菌手套。施术方法：华佗夹脊穴位于脊柱脊突下两旁，向两旁各旁开 1.6cm 处。结合报告，双侧取穴，每侧以病变处为中心各取 3 个夹脊穴。针刀垂直于皮肤表面，刀口线平行于脊柱纵轴，瞬间刺入，深度直达椎板，切割椎间小关节韧带，出针刀。中药内服身痛逐瘀汤化裁：红花 15g，桃仁 15g，川芎 20g，当归 15g，乳香 9g，土鳖虫 10g，地龙 12g，丹参 20g，独活 15g，威灵仙 15g，川牛膝 12g。风寒偏重者加制附子 15g，肉桂 9g；体虚者加生黄芪 30g；腿麻木者加穿山甲 9g；腰间冷痛麻木者加淫羊藿 15g。水煎服，11 剂。结果治愈 61 例，占 59.80%；有效 38 例，占 37.25%；无效 3 例，占 2.94%。总有效率为 97.06%。

孟氏[36]自 2005 年 11 月～2008 年 1 月在辽宁中医药大学附属医院骨科临床学习中观察院内制剂新身痛逐瘀汤治疗腰椎间盘突出症 168 例疗效满意，现入选患者 168 例，男 85 例，女 83 例；年龄 30 岁以下者 3 例，31～40 岁 67 例，41～50 岁 48 例，51 岁以上者 50 例，平均 43.5 岁；病程最短 1 天，最长 3 年；$L_4～L_5$ 突出者 96 例，$L_5～S_1$ 突出者 78 例，$L_3～L_4$ 突出 42 例，治疗方法新身痛逐瘀汤（本院协定方），药用：杜仲 15g，川芎 10g，牛膝 20g，白芍 15g，桃仁 10g，红花 10g，羌活 15g，木瓜 10g，秦艽 15g，延胡索 15g，当归 15g，香附 15g，茯苓 20g，甘草 10g。腰腿痛如刺，痛有定处，舌质紫暗或有瘀斑者酌加丹参、五灵脂、黄芪；腰冷痛重着，受寒及阴雨加重者酌加独活、木瓜、细辛；腰部疼痛，痛处伴有热感，恶热口渴，小便短赤者酌加苍术、黄柏、薏苡仁；腰酸痛，膝乏力，劳累更甚者酌加熟地、桑寄生、山茱萸等。水煎服，每次 50mL，每日 3 次，治疗期间嘱卧硬板床休息，配合腰椎牵引，14 天为 1 个疗程，连续治疗 2 个疗程。结果，痊愈 109 例，显效 49 例，好转 7 例，无效 3 例。总有效率 98.21%。

黄氏[37]于 2004 年 2 月～2007 年 9 月期间，运用推拿结合中药内服治疗急性腰椎间盘突出症 50 例，并设单纯推拿组 50 例作对照，取得较好疗效。100 例患者属本院急性腰椎间盘突出症住院患者，随机分为治疗组和对照组各 50 例。治疗组中，男 34 例，女 16 例；对照组中，男 31 例，女 19 例。2 组均采用推拿疗法，治疗组在推拿治疗的基础上加中药内服。方选身痛逐瘀汤：当归 15g，川芎、桃仁、红花、秦艽、羌活、地龙、没药、牛膝各 9g，甘草 3g。大便秘结者加生大黄 15g。水煎服，每日 1 剂，共服 7 剂。临床疗效比较：治疗组 50 例中，治愈 31

例，好转 16 例，无效 3 例。治愈率 62.0%，总有效率 94.0%；对照组 50 例中，治愈 16 例，好转 29 例，无效 5 例。治愈率 32.0%，总有效率 90.0%。

【典型案例】

1. 王某某，女，55 岁。2000 年 11 月 7 日初诊。主诉腰部疼痛，右下肢麻木疼痛呈放射性 2 个月余，近日加重。2 个月前不明原因出现腰痛，继之右下肢麻木疼痛，经 CT 检查，确诊为腰椎间盘突出症，经用针灸、药物离子透入，腰痛宁胶囊，外用贴膏以及多种西药等治疗，至今效果不良。现腰腿痛呈放射性，不能下地活动，去厕所需要爬行，夜不能寐，需靠止痛药、安眠药方能少许睡眠。舌质暗红、苔薄白，脉弦细。查体示腰椎右侧凸，$L_5 \sim S_1$ 间隙旁 5cm 压痛，并向右下肢放射到踇趾，右直腿抬高试验 20 度，加强试验阳性。腰椎 CT 显示 L_5 椎间盘突出。予以活血化瘀，通经止痛，祛风除湿，以身痛逐瘀汤加减。药用：秦艽 20g，川芎 15g，桃仁 15g，红花 10g，乳香 10g，没药 10g，五灵脂 20g，香附 15g，牛膝 10g，地龙 15g，当归 15g，远志 15g，夜交藤 20g，独活 15g，延胡索 20g，木瓜 20g，伸筋草 25g，黄芪 30g。服药 3 剂后，腰腿痛明显减轻。6 剂后疼痛大减。续进 12 剂，疼痛麻木完全消失，可以自如下地行走。随访 1 年无复发。[38]

2. 王某，男，47 岁，农民。主诉：间歇性腰腿痛 3 个月。1 个月前曾在某医院行三维牵引、骶疗，疗效不佳来诊。查体：痛苦面容，不能平卧。腰椎右侧弯曲，$L_5 \sim L_1$ 旁华佗夹脊穴压痛并放射至右小腿及足背，右下肢直腿抬高 45°，跟腱反射减弱，左小腿外侧及足背感觉减退。舌质暗红，脉沉涩。扫描显示：$L_5 \sim L_1$ 腰椎间盘向后凸出 0.5cm，硬膜囊受压。诊断：腰椎间盘突出症。口服身痛逐瘀汤，配合华佗夹脊穴针刀术 1 次后症状明显缓解，3 次后症状消除，临床治愈出院。随访 2 年无复发。[39]

按：腰椎间盘突出症属中医学"痹证"范畴。是由风、寒、湿邪侵袭人体，痹阻经络，气血凝结而成。方中配伍严谨，选药精当。秦艽祛风利湿，退热，缓解拘挛；羌活散风寒，祛风湿，二药合奏祛除外邪之功；当归补血活血，濡养温通经脉，使血归其所，收治风先治血，血行风自灭之功；川芎为血中气药，行气活血、燥湿搜风，既行血滞，又祛血中湿气；没药能入十二经脉，通滞血，散结气，消肿定痛；红花、桃仁破血行瘀效力最强；五灵脂活血散瘀，通利血脉，治疗瘀血所致的各种疼痛；地龙通经活络，引药下行直达病所，兼利水湿而消水肿；香附开郁行气，其性宣畅，通行十二经八脉之气分，达通则不痛之目的；

牛膝入肝肾二经，补肝肾，强筋骨，散瘀血，引药下行至膝腿；羌活为上半身及头目引经药，行瘀定痛；甘草通行十二经脉，缓急止痛，调和诸药。诸药合用，则瘀血去、经脉通、气机畅，风寒湿去而邪气得除，肝肾补而正气得复。

第四节　椎管狭窄症

椎管狭窄是由于椎间盘突出、椎体增生、椎体滑脱以及后纵韧带、黄韧带增生肥厚、钙化或骨化等刺激脊髓神经及周围血管，造成神经血管发生炎症粘连、充血、水肿，从而导致椎管狭窄的发生。本症好发于40~50 岁之男性，尤其是 L_4 ~ L_5 和 L_5 ~ S_1 最多见。1975 ~ 1977 年 Verbiest 根据椎管中央矢状径（m－s 径）和椎管横径的测量将椎管狭窄分为 3 型：①绝对型　即椎管的中央矢状径小于或等于 10mm 者，为绝对型椎管狭窄（m－s≤10mm）。②相对型　即椎管的中央矢状径小于或等于 10~12mm 者（m－s 为 10~12mm）较多。③混合型　总之中央矢状径（m－s 径）小于 11.5mm 由此肯定为病理现象。如腰椎管的头侧或尾侧的中央矢状径比值大于 1 则为异常现象（头尾正常时 m－s 径之比值小于 1）。横径：即椎弓根最大距离，平均值为 23mm。其正常值下限为 13mm（X 线摄片为 15mm）。

椎管狭窄症的另一主要症状是间歇性跛行。多数患者当站立或行走时，腰腿痛症状加重，行走较短距离，即感到下肢疼痛、麻木无力，越走越重。当略蹲或稍坐后腰腿痛症状及跛行缓解。引起间隙性跛行的主要原因，可能与马尾或神经根受刺激或压迫有关。1803 年 Portal 最先注意到椎管前后径缩小，可压迫椎管内神经。1858 年 Charcot 认为下肢血管病变导致骨骼肌供血不足也能引起间歇性跛行，故间歇性跛行又分为神经性间歇性跛行和血管性间歇性跛行两大类。1949 年 Boyd 指出血管性间歇性跛行症仅在行走后才发生大腿或小腿肌肉痉挛性疼痛，经休息后临床症状即可减轻。而因椎管狭窄症使腰骶神经根受压所引起的间歇性跛行又称神经源性间歇性跛行症。可由于体位的改变引起下肢放射性神经痛，尤其是每当腰椎过伸时，腰腿疼痛症状加重。因为当腰椎过伸时，腰椎间隙前部增宽，后方变窄常使腰椎间盘及纤维环向椎管内突出，使椎管进一步变窄，刺激或压迫神经根。也由于腰椎过伸神经根变短变粗，容易受压而产生神经根或马尾刺激症状。在背伸的同时，腰椎的黄韧带也松弛形成皱襞增厚使椎间孔变小，也压迫或刺激马尾及神经根引起马尾及神经根的刺激症状。上述临床症状当腰椎前弯时，可因椎管后方的组织拉长椎管内容减小，脱出的间盘回缩等而减轻，也可于略蹲、稍坐或卧床休息而减轻。因此患腰椎管狭窄症者，往往自觉症状较多、较重，而阳性体征则较少。因为病人于卧床检查时其临床体征或已缓解，或已消失之故。临床常见的体征除腰部前屈时症状减轻，与腰椎背伸时腰腿痛症状加重外，还常有直腿抬高阳性或阴性，往往两侧相同，下肢知觉异常或减退。两腿无力，膝跟腱反射不正常及括约肌无力，二便障碍等。

腰椎管狭窄症属中医学"腰腿痛"范畴。中医学认为本病发生的主要内因是先天肾气不足，后天肾气虚衰以及劳役伤肾等，加之反复外伤，慢性劳损和风寒湿邪的侵袭而致。病理机制是肾虚不固，邪阻经络，气滞血瘀，营卫不和，以致腰腿筋脉痹阻而产生疼痛。

【临床应用】

梁氏[40]自1999年2月~2002年2月，采用此方治疗腰椎管狭窄症60例，取得了较好疗效。本组60例患者，男42例，女18例；年龄最小41岁，最大67岁，平均50岁；病程最长3年，最短1个月，平均13个月。治疗方法药用：当归15g，川芎、香附、秦艽、羌活各12g，桃仁、红花、地龙、牛膝各10g，五灵脂（包）、甘草、没药各6g。每日1剂，水煎服。随症加减：若下肢沉重，口渴不欲饮，舌体胖、苔白腻者为血瘀伴湿浊下注证，上方羌活改为独活12g，加薏苡仁30g，泽泻20g；若腰腿冷痛，得热减轻，遇寒加重者，为寒凝血瘀证，加桂枝、草乌各10g；若腰痛隐隐，腰膝酸软，小便清长，脉沉，为肾虚证，加山茱萸12g，川断15g，狗脊10g；若肢体活动无力，动则疲劳，面色苍白为气虚证，加黄芪15g，白术12g，若肢体麻木，痛而固定，舌有瘀斑，病久入络者为血瘀证，上方加全蝎10g，鸡血藤30g。1个月为1个疗程。治疗结果：临床治愈35例，有效21例，无效4例，总有效率93.3%。

第五节　第三腰椎横突综合征

第三腰椎横突综合征指过长的第三腰椎横突受到反复牵拉损伤而引起的限局性压痛及一系列综合征。第三腰椎是腰椎活动的中心，横突最长，其尖端易受外力影响出现损伤，如因急慢性损伤出现腰痛及下肢疼痛，腰部活动障碍等症状，称为第三腰椎横突综合征。腰肌劳损患者中，表现为第三腰椎横突综合征者较多见。临床上，常见 L_3、L_4 横突尖端也有类似 L_3 横突的病变，因此有人将第三腰椎横突综合征归入横突间综合征中。本病多见于体型瘦长的青年人。第三腰椎横突端后方紧贴着第二腰神经根的后枝，当前屈及向对侧弯腰时，该后枝被横突挑起或受磨损而引起该神经枝支配区痛、麻，也能牵涉到第二腰神经前枝而引起反射痛，达臀部及大腿前侧。第三腰椎横突前方深面有腰丛神经的股外侧皮神经干通过，并分布到大腿外侧及膝部。如横突过长、过大或伴有纤维组织炎时，能使该神经受累并出现股外侧皮神经痛。此病变波及附近的闭孔神经甚至于肌神经时，疼痛也可出现于髋部或大腿。

此外，原有风湿病的腰痛患者，也可能由于风湿病削弱了机体的抵抗力而引起腰痛。患病时可为腰部酸痛，也可剧痛，活动受限，严重时影响日常生活及工作。疼痛可达臀部及大腿前方。腰部后仰不痛，向对侧弯腰受限。重要的体征是第三腰椎横突外缘，相当于第三腰椎棘突旁4cm处，尤其是瘦长型患者可触到横突尖端并有明显的压痛及局限性肌紧张或肌痉挛。按压时由于第二腰神经分支受刺激而引起放射痛达大腿及膝部。X线摄片可见第三腰椎横突较长。

【临床应用】

曹氏[41]应用身痛逐瘀汤配合其他疗法综合治疗第三横突综合征，获得良好效果。均取自本院2000年3月～2003年8月间门诊病例，其中男52例，女34例；年龄最大63岁，最小17岁。结合中医辨证血瘀型56例。血瘀型均给予身痛逐瘀汤治疗，每日1剂，水煎2次，早晚分服，7天为1个疗程。均配合推拿手法治疗：拇指弹拨法、俯卧斜拨法、肘压环跳法；针灸治疗：取患侧肾俞、气海俞、大肠俞、志室、腰眼、环跳等穴。7次为1个疗程，每1疗程之间间隔1天。结果：86例中，治愈71例，好转11例，无效4例，有效率为95.35%。

【典型病例】

陈某，男，46岁，2001年8月10日初诊。自述：昨日不慎扭伤腰部。腰部活动受限制，身体侧弯，行走困难。刻诊见：患者痛苦病容，左腰肌紧张，患侧第三腰椎横突尖端及臀中肌后缘与臀大肌前缘的衔接处可触及条状物，压痛明显，并向下放射至腘窝，日轻夜重，舌质紫暗，脉涩。X线摄片示：第三腰椎横突过长。此属腰部用力不当，损伤经脉气血，气滞血瘀，不通则痛。治宜：活血化瘀，理气止痛。以身痛逐瘀汤加减治疗。方药组成：川芎10g，桃仁10g，红花10g，甘草3g，穿山甲12g，没药10g，当归10g，五灵脂10g，香附15g，牛膝15g，地龙10g，乳香10g，延胡索10g。每日1剂，水煎，早晚饭后分服。同时，配合针灸推拿手法治疗。共治疗1个疗程。行走自如，临床症状消失。嘱注意休息，避免受凉，随访半年，未见复发。[41]

按：第三腰椎位于五个椎体的中间位置，是腰椎前屈后伸及左右旋转活动的枢纽，其横突较其他椎体为长，横突所受牵拉应力最大，故其所附着的韧带、肌肉、筋膜等承受的拉力亦大，一但腰椎失稳，此处骨与软组织最易损伤。损伤后的组织必然出血、水肿。若处理不当或慢性劳损，则出现肌肉痉挛，组织粘连，筋膜增厚等病理改变，使穿过肌筋膜的神经血管束受到卡压，形成第三腰椎横突综合征。根据病因病机，临床症状的标本缓急进行加减辨证论治，方中桃仁、红花、当归、川芎活血化瘀；没药、五灵脂消肿止痛，以增穿山甲、地龙化瘀通络；香附行气以活血；牛膝引瘀血下行，并能强壮腰膝。诸药合用，共奏活血化瘀，搜剔通络，行气止痛之功。

第六节　胸腰椎压缩性骨折

腰椎压缩性骨折，古称"腰骨损断"，是指以椎体纵向高度被"压扁"为主要表现的一种脊柱骨折，也是脊柱骨折中最多见的一种类型。临床多以 T_{11}、T_{12} 和 L_1、L_2 最为多见，老年人由于骨质疏松的缘故，发生率更高。

病因：①间接暴力：最常见。多见从高处跌落，臀部或双足着地后，力向上传导致腰部；或者是重物从高处掉下冲击头、肩、背部，力向下传导到腰部导致骨折；有些老年人由于骨质疏松严重，某些轻微损伤，如乘车颠簸、平地坐倒等，也会造成椎体的骨折。②肌肉拉力：当腰骶部的肌肉突然强烈收缩时，可产生相当大的拉应力，常见的会造成椎体的附件，如横突、棘突等的骨折；严重的如破伤风或其他神经系统的疾病所引起的肌肉强烈收缩，可导致胸腰椎体的压缩性骨折。③直接暴力：平时少见。可见于交通事故、火器伤，或是腰部被直接打击等，这类损伤往往造成脊髓损伤而有不同程度的瘫痪等严重后果。多有明确的外伤史；胸腰局部肿痛，外观可有后突畸形，局部有压痛及叩击痛，腰部活动不利；伴有骨髓损伤者可有不同程度的功能障碍；X 线摄片可明确骨折的类型和程度；CT 和 MRI 检查可明确脊髓受压的程度。

椎体骨折的临床分类标准有很多，根据不同的标准有不同的分类方法。

1. 稳定性骨折：凡单纯椎体压缩性骨折（椎体前方压缩不超过椎体厚度的1/2，不合并附件骨折或韧带撕裂）或单纯附件（横突、棘突或单侧椎板、椎弓根）骨折均属稳定性骨折。这类骨折对脊柱稳定性影响不大，一般无韧带损伤，无明显移位倾向，在治疗上也较为简单，多用保守治疗，预后较好。

2. 不稳定性骨折：凡椎体压缩超过椎体厚度的1/2，粉碎性，或骨折伴有脱位、附件骨折或韧带撕裂的均属不稳定性骨折。这类骨折多系强烈暴力造成，脊柱的稳定性遭到破坏，多合并韧带撕裂及脊髓或脊神经根损伤，在治疗上较困难，大多需要手术，预后也较差。首先明确骨折是否属稳定，是否有脊髓、马尾和脊神经根损伤，损伤程度怎样，然后再制定治疗方案。基本按照骨折的处理原则进行，即复位、固定、练功活动和药物治疗。

【临床应用】

杨氏[42]采用脊柱对抗牵引配合中医药治疗胸腰椎压缩性骨折56例，疗效满意。所有患者均采用脊柱对抗牵引，每次牵引30~60分钟，每日2~3次，共牵引3周。患者须绝对卧床休息2个月。从伤后第3天开始，进行腰背肌功能锻炼。配合常规口服筋骨痛消丸每次6g，每日2次。腹胀时每日用番泻叶30g，分2~3次泡茶口服，并应用轻手法腹部按摩，也可内服身痛逐瘀汤：秦艽、川芎、甘草、地龙、没药、五灵脂（包煎）、香附各6g，牛膝、红花、桃仁、当归各6g，羌活3g。以活血行气，祛瘀通络，除痹止痛。痛重者，加延胡索6g，丹参9g，白芍9g。每日1剂，分2次煎服。疼痛剧烈时可适当给予消炎镇痛药物。小便困难者，应先用流水声诱导排尿，如失败再在严格无菌操作下间歇导尿。治疗结果，优良率达到94.6%。

第七节　骨质增生症

骨质增生症又称为增生性骨关节炎、骨性关节炎、退变性关节病、老年性关节炎、肥大性关节炎，是由于构成关节的软骨、椎间盘、韧带等软组织变性、退化，关节边缘形成骨刺，滑膜肥厚等变化，而出现骨破坏，引起继发性的骨质增生，导致关节变形，当受到异常载荷时，引起关节疼痛，活动受限等症状的一种疾病。分原发性和继发性两种。

骨质增生症是中老年的常见病、多发病，关于本症的命名，国内外未统一。国外主要命名为骨关节病、骨关节炎、增生性骨关节炎、退行性骨性关节炎；我国医学主要的命名有骨关节病、椎间盘退变、增生性关节炎、骨关节退行性疾病等；中医学则属于"痹证"的范畴。中医学在辨证分型上，一般主张分为虚实两大类，虚包括肝肾阴虚和气血虚弱型；实包括风湿寒邪侵袭，痰湿内阻和气滞血瘀型。

（1）外邪痹阻　中年以后，肝肾不足，气血渐虚，卫外不固，风湿寒邪乘虚入侵，导致气血瘀滞，搏结于颈项筋骨，经脉不通，筋骨肌肉失于气血的温煦和濡养而致。症见：头颈肩背和四肢疼痛，痛有定处，喜热恶寒，颈部僵硬，活动受限，后颈部可触及到条索状物和压痛点，上肢沉重无力，伴有头沉、胸闷、纳呆等症状，舌质正常或发暗，舌体或有齿痕，脉沉迟或弦滑。治当祛风散寒、舒经通络除痹。

（2）痰湿阻滞　中年以后肾气渐虚，气化无力，水不得化气，即停蓄而为痰饮；且体虚易招风邪侵入，风痰相搏，阻滞颈部经络而发病。症见：头项强痛，肩臂酸胀不适，肢体沉重，伴有头重脑胀，胸脘满闷，少食多寐，苔白腻，脉沉滑。治当燥湿化痰，理气通络。

（3）气滞血瘀　由于外伤和劳损，使椎体缘组织间隙出血而成瘀，瘀血阻滞经络发为本病。症见：头颈肩背及四肢麻木、刺痛、痛有定处、拒按，夜间加重，伴有头晕眼花，视物模糊，失眠健忘，惊惕不安，胸闷胸痛，烦躁，面色不华，舌质紫暗，或有瘀斑，脉多细涩和弦涩。治当活血化瘀，疏通经络。

（4）气血虚弱　年老体弱，气血衰少，气虚则腠理不密，风湿寒邪乘虚侵袭，经脉痹阻，气血运行不畅，血虚筋骨失去濡养皆可致病。症见：头项酸痛不适，肩臂麻木不仁，少寐多梦，自汗盗汗，头昏目眩，心悸气短，面色少华，女性患者每于后症状加重，或经期紊乱，舌淡苔薄白，脉细弱。治当益气养血，通络行痹。

（5）肝肾亏虚　肾藏精、主髓；肝藏血、主筋。年老体弱，肝肾精血日渐亏少，筋骨失去滋荣而致。症见：肩颈不舒，头脑胀痛，眩晕，不可转侧，伴神疲乏力，健忘少寐、腰膝酸软，舌体瘦、质红绛少苔或无苔，脉弦细。治当益精补肾，滋阴熄风。

【临床应用】

朱氏[43]1997 年 3 月～2003 年 3 月，运用身痛逐瘀汤和强腰六部功相结合治疗腰椎骨质增生 46 例，取得了较好的疗效。全部病例共 92 例，按患者就诊顺序，随机分为治疗组和对照组，治疗组 46 例患者中，男 26 例，女 20 例，年龄最小 41 岁，最大 69 岁，平均 55 岁，病程最长 5 年，最短 1 个月，平均 31 个月。对照组 46 例中，男 30 例，女 16 例，年龄最小 35 岁，最大 65 岁，平均 50 岁，病程最长 6 年，最短 2 个月，平均 37 个月。治疗组药用：当归 15g，川芎、香附、秦艽、羌活各 12g，桃仁、红花、地龙、牛膝各 10g，五灵脂（包）、甘草、没药各 6g。每日 1 剂，水煎服。若下肢沉重，口渴不欲饮，舌体胖，苔白腻者，为血瘀伴湿浊下注证，上方羌活改为独活 12g，加薏苡仁 30g，泽泻 20g；若腰腿冷痛，得热减轻，遇寒加重者，为寒凝血瘀证，加桂枝、草乌各 10g；若腰痛隐隐，腰膝酸软，小便清长，脉沉，为肾虚证，加山茱萸 10g，川断 15g，狗脊 10g；若肢体活动无力，动则疲劳，面色苍白为气虚证，加黄芪 15g，白术 12g；若肢体麻木，痛而固定，舌有瘀斑，病久入络者为血瘀证，上方加全蝎 10g，鸡血藤 30g，1 个月为 1 个疗程。强腰六部功功法锻练每天 1~2 次，坚持练习，1 个月为 1 个疗程。患者可根据自身病情增加练功次数。结果，治疗组总有效率 95.7%。

买买吐松等[4]自 2000~2004 年采用清代名医王清任之名方身痛逐瘀汤加减化裁内服外敷治疗颈肩腰腿痛 104 例，获得满意疗效。治疗组 104 例，其中男 54 例，女 50 例；年龄最小 18 岁，最大 71 岁，平均 40.5 岁；病程 2 个月以内 60 例，6 个月以内 32 例，1 年以内 10 例，1 年以上 2 例。分类：颈椎病 20 例，颈椎间盘突出症 10 例，肩关节周围炎 12 例，腰肌劳损 8 例，腰椎间盘突出症 30 例，腰椎骨质增生症 12 例，腰骨性关节炎 12 例。用身痛逐瘀汤加减化裁治疗，水煎内服剂每日 1 剂，早晚分服，并使用全自动中药熏蒸床加入身痛逐瘀汤化裁方煎煮预热 20 分钟后，患者入舱，舱温 45℃，时间为 30 分钟，每日 1 次；出舱后药渣棉布包趁热外敷患处 20 分钟，10 天为 1 疗程。内服药秦艽 15g，羌活、独活各 10g，鸡血藤 30g，当归 20g，川芎 15g，桃仁 20g，红花 20g，牛膝 20g，香附 10g，茯苓 15g，猪苓 10g，防己 10g，乌梢蛇 20g，地龙 15g，没药 15g，五灵脂 15g，延胡索 20g，三七 10g。熏蒸外敷药用：在内服中药方基础上加用香樟木 50g，苏木 50g，透骨草 50g，伸筋草 30g，路路通 30g，白芷 30g，大血藤 30g，千年健 30g，桂枝 30g，木瓜 30g，威灵仙 30g，附子 20g，马钱子 20g，制川草乌各 20g，细辛 20g，五加皮 20g，海桐皮 20g，艾叶 20g。结果治愈 42 例，有效 55 例，无效 7 例，总有效率 93.26%。

第八节　股骨头坏死

股骨头坏死其主要病理系股骨头血运受阻，遭受破坏而引起的头部骨质缺血，故多称为股骨头缺血性坏死或股骨头无菌性坏死。股骨头坏死的病因多种多样（约 60 多种），比较复杂，难以全面系统地分类，这与发病机制不清有关，西医学分为创伤导致股骨头坏死、药物导致股骨头坏死、酒精刺激导致股骨头坏死等。中医学认为与股骨头坏死病变关系最为密切的为肝、脾、肾三脏。肾为先天之本，主骨生髓，肾健则髓充，髓满则骨坚。反之，则髓枯骨痿，失去应有的再生能力。肝主筋藏血，与肾同源，两脏荣衰与共，若肝脏受累，藏血失司，不能正常调节血量，"心主血，肝藏之，人动则运于诸经，人静则血归于肝脏"。其病因有外伤所致、六淫侵袭、邪毒外袭、先天不足、七情所伤等，若血液藏运不周，营养不济，亦是造成缺血性股骨头坏死的重要因素。脾胃为后天之本，万物生化之源，使脾健胃和，则水谷腐熟，化气化血，以行营卫，若脾胃失健运，生化气血无源，则筋骨肌肉皆无气以生。

股骨头坏死的主要症状表现在以下五点：疼痛、关节僵硬与活动受限、跛行、体征、X线表现。骨纹理细小或中断，股骨头囊肿、硬化、扁平或塌陷。

【临床应用】

梁氏等[44]采用加味身痛逐瘀汤治疗了44例激素性股骨头坏死，取得了较好效果。所有病例均来源于我院骨科2001年5月～2004年6月的住院患者，共67例，其中男41例，女26例；年龄19～76岁。据以上资料将患者随机分成2组：治疗组44例，对照组23例。治疗组：加味身痛逐瘀汤（冲剂，院内制剂），8g/包（每克含原生药6.5g）。药物组成：煅狗骨、丹参、秦艽、川芎、桃仁、红花、羌活、没药、当归、五灵脂、香附、牛膝、地龙、土鳖虫、甘草。对照组：健骨生丸，4.5g/袋。1袋/次，冲服，3次/日。30日为1个疗程，共3个疗程，每个疗程治疗结束时，将病情尚未改善的病例剔除本研究，选择手术治疗。结果，在治疗1个疗程后，治疗组有5例、对照组有3例患者因症状改善无进展脱离本研究而选择手术治疗。到治疗结束时，治疗组剩37例，仅5例选择手术治疗，而对照组9例脱离本研究，2组比较差异具有显著性（$P<0.05$）。

第九节　梨状肌综合征

梨状肌综合征是指由于梨状肌损伤而压迫坐骨神经所引起的一侧臀腿疼痛为主的病证。梨状肌是臀部的深部肌肉，从骶椎前面开始，穿出坐骨大孔，而将其分成梨状肌上孔与下孔，止于股骨大转子。梨状肌主要是协同其他肌肉完成大的外旋动作。坐骨神经走行恰好经梨状肌下孔穿出骨盆到臀部。可见梨状肌和坐骨神经的解剖关系非常密切，梨状肌若受损伤或梨状肌与坐骨神经解剖发生变异就可能使坐骨神经受到挤压而发生各种症状。疼痛是梨状肌综合征的主要表现。疼痛以臀部为主，并可向下肢放射，严重时不能行走或行走一段距离后疼痛剧烈，需休息片刻后才能继续行走。患者可感觉疼痛位置较深，放散时主要向同侧下肢的后面或后外侧，有的还会伴有小腿外侧麻木、会阴部不适等。疼痛严重的可诉说臀部呈现"刀割样"或"灼烧样"的疼痛，双腿屈曲困难，双膝跪卧，夜间睡眠困难。大小便、咳嗽、打喷嚏等因为能增加腹压而使患侧肢体的窜痛感加重。直腿抬高在60度以前出现疼痛为试验阳性，因为梨状肌被拉长至紧张状态，使损伤的梨状肌对坐骨神经的压迫刺激更加严重，所以疼痛明显，但超过60度以后，梨状肌不再被继续拉长，疼痛反而减轻。另外，除了直腿抬高试验外，还要做梨状肌紧张试验。通常梨状肌综合征时梨状肌紧张试验也为阳性。

中医学认为，本病多因肝肾不足，气血亏虚，风寒湿邪侵袭人体，流注经络而发病。正如《济生方·痹》所云："皆因体虚，腠理空虚，受风寒湿气而成痹也。"外邪闭阻人体、经络，气血运行不畅。风邪偏胜则见下肢窜痛，部位不定；寒邪偏胜则疼痛剧烈而有定处，经脉拘急挛缩，感寒则甚，得热则减；湿邪偏盛，则臀腿重浊，酸胀疼痛。劳累闪挫、筋脉受损，为发病的常见外因。闪挫扭转，导致梨状肌急性筋伤，局部气滞血瘀，肿胀疼痛。筋伤日久，瘀化未尽，以至瘀血干结，筋脉挛缩，活动不便，或积累性劳损而致经络痹阻疼痛。

【临床应用】

黄氏[45]用手法按摩为主，配合内服中药，治疗急、慢性梨状肌损伤综合征62例，疗效满意。本组62例，其中男37例，女25例；急性梨状肌损伤47例，慢性梨状肌损伤15例。急性梨状肌损伤综合征：治以活血化瘀通络，理气止痛，以身痛逐瘀汤加减。处方：地龙12g，秦艽、五灵脂、香附各10g，桃仁、田三七各8g，乳香、没药、当归尾各6g，甘草、川芎各5g。水煎服，每日1剂，7天为1个疗程。配合按摩手法以左侧梨状肌为例，患者取俯卧位，两下肢向后伸直，肌肉放松。术者站在患者伤侧，在梨状肌表面投影处用双拇指用力沿梨状肌纤维方向垂直进行左右弹拨分筋手法反复数次，再进行扳腿、顺筋放松手法约数分钟。使梨状肌损伤后因肌腹充血、水肿与周围软组织之粘连得以分离。此法可达到解痉止痛效果，每日1次，7日为1疗程。结果痊愈占62.9%，显效占24.2%，好转占9.7%，无效占3.2%。

【典型案例】

朱某某，男，35岁，1991年8月25日就诊。主诉：半个月前因负重物扭伤腰部，致右腰臀部疼痛难忍，右下肢不能伸直，几天来右小腿外侧麻痛，由他人扶来院治疗。检查：双拇指触诊两侧腰肌无明显压痛点，右梨状肌走行位置上可触及索状肌束，周围组织松软，压痛明显，腰部功能受限，屈颈试验与跟屈试验阴性。X线摄片报告，$L_1 \sim L_5$ 腰椎未见骨质增生，椎间盘未见变性改变。诊断：急性右梨状肌损伤综合征。经施手法1次后自觉右腰腿串痛明显好转，已不用他人扶着走路，每天1次，内服身痛逐瘀汤加减，每天1剂，5天后腰腿痛消失，功能恢复而治愈。[45]

按：应用按摩手法治疗梨状肌损伤综合征，可使其由于损伤后而致粘连的组织分离，使经络疏通，气血运行，而达到解痉止痛之目的。中医学认为急性梨状肌损伤综合征外伤筋骨，瘀血内阻，脉络不通，不通则痛。治以活血化瘀，通络理气止痛，用身痛逐瘀汤加减。方中当归尾、桃仁、田三七、五灵脂、川芎活血化瘀；秦艽、地龙通络；香附、乳香、没药理气止痛。慢性梨状肌损伤综合征中医学认为多数是外感寒湿邪与外伤劳损有关。寒湿邪客于血脉筋肉，血凝而不流，脉络拘急而疼痛，溢于肌肉则屈而不伸。外伤劳损，久之则筋脉失养，脉络不通，故痿而不用。治以散寒祛湿，舒筋通络，用肾着汤加味。方中以干姜、白术、茯苓、甘草散寒祛湿，川续断、杜仲、椿根、桑寄生、木瓜、地龙舒筋通络作为辅助治疗，达到恢复痿废之功效。

第十节　骨性关节炎

骨性关节炎是一种以关节软骨的变性、破坏及骨质增生为特征的慢性关节病。也叫退行性关节病、增生性骨关节骨性关节炎。本病起病缓慢。症状多出现在40岁以后，随年龄增长而发病者增多。女性的发病率高于男性。关节痛有以下特点：多出现在负重关节如膝、髋等；关节痛与活动有关，在休息后痛就缓解；在关节静止久后再活动，局部出现短暂的僵硬感，持续时间不超过30分钟，活动后消失；病情严重者即使在休息时都有关节痛和活动的受限；受累关节往往伴有压痛、骨性肥大、骨性摩擦音、少数患者有畸形。骨性关节炎的常见部位及其特征如下。同一患者可出现不止一个部位的病变。①手　指间关节最常受累，尤其是远端指间关节。肿痛和压痛不太明显亦很少影响关节活动。特征性改变为在指关节背面的内外侧，出现骨性增生而形成硬结节，位于远端指间关节的结节称 Heberden 结节，位于近端指间关节称为 Bouchard 结节，这种结节发展很慢。只有少数患者最终会出现远指关节的屈曲或外斜畸形。当第一腕掌关节受累而有骨质增生时就形成"方"形手，这种畸形在中国人中少见。②膝　膝关节痛是本病患者就医常见的主诉。其早期症状为上下楼梯时的疼痛，尤其是下楼时为甚，呈单侧或双侧交替出现，出现关节肿大，多因骨性肥大造成，也可关节腔积液。出现滑膜肥厚的很少见。严重者出现膝内翻畸形。③髋　表现为大粗隆、臀外侧、腹股沟等部位疼痛，可放射至膝。髋的内旋和伸直活动受限。我国人群中发生髋的骨性关节炎者较白种人为少。④足　第一趾关节是病变出现的常见部位。穿紧足鞋和反复外伤是其病因。症状为局部疼痛、骨性肥大和踇外翻。⑤脊柱　椎体、椎间盘、骨突关节的退性病变引起颈、腰段椎体的病变。局部出现疼痛、僵硬。少数严重者因椎体缘的唇样增生和骨赘压迫局部神经根、脊髓或局部血管而出现各种放射性痛或神经系症状。

膝关节骨性关节炎属中医学"骨痹"、"膝痹"范畴，中医学认为该病病因病机为本痿标痹。《素问·宣明五气》云："肾主骨，脾主肉，肝主筋"，骨是人体支架，筋则约束骨骼，构成关节，产生运动，筋骨靠气血和肝肾的精气得以充养，肌肉筋骨的强弱盛衰与脏腑有密切关系，随着年龄增大，肝肾日渐衰惫，难以充盈筋骨，骨枯则髓减，骨质因而疏松，长期超负荷负重骨骼进而变形，筋不得滋润则出现关节疼痛，活动不利，可见肝肾精气不足，不能滋养筋骨，是膝骨性关节炎发病的内在因素。《济生方·痹》说："风寒湿三气杂至，合而为痹，皆因体虚，腠理空虚，受风寒湿气而痹也"。《类证治裁·痹证》云："诸痹，正气为邪所阻，不能宣行，因而留滞，气血凝涩，久而成痹。"皆论述了本病为正气不足，外邪乘虚袭于经络气血凝滞所致。"痹者，闭也，不通则痛，不荣则痛"，因而治疗宜通补并用，以补益肝肾、活血通络为主，祛风除湿散寒为辅。[46]

【临床应用】

马氏等[47]自 2004～2005 年共收治膝关节骨性关节炎百余例，并对其中 42 例在常规抗生素静脉滴注基础上，配合中药口服及局部热敷治疗，疗效满意。本组共 84 例，均为单侧病变（84 膝），随机分为观察组与西药组各 42 例。观察组中男 8 例，女 34 例；年龄 57～73 岁；病程 2～15 年。西药组中男 10 例，女 32 例；年龄 52～68 岁；病程 3～13 年。方法，（1）两组均常规静脉滴注抗生素（青霉素类为主）。（2）西药组患者还配合口服对乙酰氨基芬片 0.5g/次，3 次/天。（3）观察组：中药用身痛逐瘀汤，方药组成：秦艽 3g，川芎 6g，桃仁 9g，红花 9g，甘草 6g，羌活 3g，没药 6g，当归 9g，五灵脂 6g，香附 3g，牛膝 9g，地龙 6g。依患者体质、兼证、辨证进行加减：寒湿甚者加制附片 9g，薏苡仁 15g；夹瘀者加泽兰 12g，丹参 15g；阴虚有热者加生地黄 15g，黄柏 9g；关节痛甚者加威灵仙、千年健各 15g。每日 1 剂，水煎分 2 次温服。外敷用"热敷散"，方药组成：刘寄奴、独活、防风、秦艽、透骨草各 12g，花椒、艾叶、桑枝、桂枝、红花各 9g，木瓜、牛膝、伸筋草各 15g。将上述药物用食醋 0.5kg 充分搅拌、浸润后用布包为药包，经蒸热 30 分钟后（30～40℃），两药包轮换外敷患膝，并做膝关节轻微活动，进行股四头肌肌力收缩锻炼。每日 2 次，每次 40 分钟。（4）注意事项：两组患者治疗期间应卧床休息，减少活动；用中药热敷后有舒适感，医护人员应掌握热敷时间及程度，防止发生患者烫伤事故；鼓励患者锻炼下肢，每天坚持直腿抬高 30 度防止肌肉萎缩。结果，治疗组优

33 例，良 6 例，差 3 例，总有效率 92.9%。

刘氏等[48]采用中医辨证施治治疗退行性膝关节骨性关节病 105 例。经临床观察，疗效满意。本组 105 例中男 48 例，女 57 例；年龄 47~76 岁；双膝痛 64 例，单膝痛 41 例（其中右膝 24 例，左膝 17 例）；病程最短 18 天，最长 3 年 4 个月，平均 3 个月 16 天。X 线摄片表现，本组 105 例均摄膝关节正、侧位片，必要时摄髌骨轴位片。胫骨髁间棘变尖 105 例，髌骨上下极增生变尖 102 例，胫、股关节面边缘增生变尖 96 例，髌骨关节面软骨下骨有大小不等圆形密度减低 50 例，密度增高，边缘硬化 55 例。关节间隙变窄 74 例，特别是 4 例外侧半月板切除后关节间隙变窄更重，且胫骨边缘增生明显。辨证气滞血瘀型，由于膝关节的扭、闪，挫伤致膝关节内外组织损伤，脉络受损，血溢于外，阻塞经络，致气滞血瘀。舌红或略带紫斑，脉弦或涩者 32 例，证见起病较急，膝关节有肿胀、疼痛，髌周压痛，浮髌（＋），膝关节活动受限，屈伸不利。治拟以行气通络，活血化瘀。方选用身痛逐瘀汤加减，桃仁 10g，红花 6g，归尾 15g，川芎 12g，川牛膝 12g，地龙 6g，香附 10g，乳香 10g，没药 6g，泽兰 10g，蜈蚣 6g，五灵脂 10g。每剂煎 2 次，共煎 600mL，早晚各服 300mL。适当卧床休息，减少行走，避免再损伤。功能锻炼：（1）直腿抬高锻炼，患者仰卧位，把膝关节自然伸直，然后将踝关节背伸，同时将下肢交替抬高，一般抬高 45°~60°，空中停留 10 分钟放下。（2）蹬自行车锻炼，患者仰卧在床上，先将右腿屈髋屈曲各 90°，然后慢慢伸直，再将左下肢屈髋屈膝各 90°，然后慢慢伸直，双下肢交替进行，如同蹬自行车。（3）滚膝锻炼，患者站立位，双足分开约 10cm，将双髋双膝各屈曲 30°，双膝同时向右旋转 10 次，然后向左旋转 10 次，功能锻炼时间，每次 10~15 分钟，每日 2~3 次。以床上 2 种锻炼为主。锻炼时要劳逸结合，快慢适中，不可过度。

第十一节　腰肌劳损

腰肌劳损是指腰部肌肉、筋膜与韧带等软组织的慢性损伤，是腰腿痛中最常见的疾病，又称为功能性腰痛、慢性下腰劳损等。患者多有腰部过劳或不同程度的外伤史。腰部酸痛，时轻时重，反复发作，劳累时加重，休息后减轻。弯腰工作困难，弯腰稍久则疼痛加重，常喜用双手捶腰，以减轻疼痛。检查腰部外形多无异常，俯仰活动多无障碍。少数患者腰部活动稍受限并有压痛，压痛部位多在骶棘肌处、骶骨后面骶棘肌止点处，或髂骨嵴后部、腰椎横突部。X 线摄片多无异常所见，少数患者可有骨质增生或脊柱畸形。

有一种最为常见的腰痛，痛在以腰骶关节为中心约一巴掌大的地方，或隐隐作痛，或酸痛不适，早晨起床时减轻，活动后加重，不能久坐、久站，弯腰困难。到医院检查，X线摄片、验血也大都正常。患腰痛的人虽然大都能正常生活和坚持工作，但时间一长，会影响工作效率，降低生活情趣。这种腰痛，中医学常称为肾虚腰痛，也就是腰肌劳损的腰痛。其主要症状是腰部酸困和疼痛，腰痛较重者常伴有腰肌紧张性痉挛，腰部活动性受限，弯腰困难。严重者可影响日常工作和生活。长期体位不正或弯腰工作，或经常腰部持续负重，可引起腰部筋肉的慢性积累性损伤。腰部急性损伤后，治疗不当或延误治疗，迁延日久，可造成腰部慢性损伤。腰骶部有先天性结构异常，使肌肉的起止点随之发生异常或该部位活动不平衡，而易致腰部慢性损伤。腰为肾之府，由于劳损于肾，或平素体虚，肾气虚弱，肾的精气不能充养筋骨、经络，故患部多为气血不畅或瘀血滞留于经络，血不荣筋，筋脉不舒，而致腰部筋挛疼痛。肾气虚弱，风寒湿邪易于乘虚侵袭，久而不散，筋肌转趋弛弱，若患者弯腰劳作，则弛弱之筋肌易于损伤，使劳损与寒湿并病。

【临床应用】

赵氏[49]1998年6月~2001年7月，采用针刺承山穴配合服用身痛逐瘀汤治疗瘀血腰痛58例，疗效显著。本组58例均为门诊患者，其中男45例，女13例，年龄14~66岁，平均年龄40岁。58例患者中急性瘀血腰痛52例，慢性瘀血腰痛6例。病程最短2小时，最长5年。治疗结果，痊愈（用上述方法1个疗程，无腰痛、活动自如，能参加体力劳动）38例，显效（经上方法治疗后腰部酸、不痛或俯仰不便，再服第2个疗程后症状消失）18例，无效（经用上方法后，临时痛止，但仍痛有定处、痛处拒按，不能转侧）2例。总有效率为96.55%。

武王氏[50]采用身痛逐瘀汤加减治疗腰肌劳损患者60例，疗效满意。60例中男34例，女26例；年龄最大50岁，最小26岁；发病时间最短者3个月，最长15年。临床表现为腰痛，多为刺痛，日轻夜重，证轻者俯仰不便，重者不能转侧，常被迫时时伸腰或以拳头击腰部以缓解疼痛。腰部有压痛点，多在骶棘肌处，髂骨脊后部、骶骨后骶棘肌止点处或腰椎横突处。X线检查多无异常所见，少数可见骨质增生或脊柱畸形。其中，腰部有外伤史者32例，直腿胎高试验阳性者43例，腰椎棘旁明显压痛者29例，伴下肢放射性疼痛者18例，合并腰椎间盘突出者8例。结果，本组60例，治疗1~3个疗程后，腰部疼痛者36例，痊愈11例，显效15例，有效8例，无效2例；腿部疼痛者24例，痊愈6例，显效12例，有效5例，无效1例。痊愈率占28%~33%，显效率占45%，有效率占21%～67%，无效率占5%，总有效率占95%。

王氏等[51]近年来运用此方治疗腰部外伤32例，取得了显著效果。本组接受治疗的患者均为门诊病人，共32例：男性21例，女性11例；最大年龄54岁，最小年龄22岁；农民12例，干部2例，其他9例。本组病人符合腰部外伤诊断标准，腰部突然疼痛，转侧困难，活动受限，有明显外伤病史。化验室检查：可有白细胞增高；尿常规检查：可有镜下血尿；X线摄片：早期无异常改变，晚期可有椎间隙变窄和相邻椎体边缘骨赘增生。基本方药：川芎、没药、甘草、五灵脂、地龙各10g，秦艽、香附、羌活各5g，当归、桃仁、红花、牛膝各15g，每日1剂，水煎服，7天为1个疗程。如尿黄加黄柏、知母；便秘加大黄；肿胀或白细胞增高加金银花、连翘；腰腿麻木加黄芪、党参；小便清长兼有肾虚者加黄精、仙茅、桑螵蛸、巴戟天；有血尿者加茜草、茅根。1个疗程期间注意休息、禁房事。治疗结果：32例患者中，治愈26例，好转4例，无效2例。

林氏[52]报道36例患者中，男性28例，女性8例；年龄最小者25岁，最大者70岁，其中20～30岁者2例，31～45岁者26例，46～65岁者6例，65岁以上者2例；病程5年以下者3例，5～10年者9例，10～20年者18例，20年以上者6例；有明显急性腰扭伤者13例，无明显诱因者23例。患者均服用过补肾强筋药物。应用身痛逐瘀汤辨证治疗，结果显效（自觉症状全部消失，随访1年以上未复发）13例；好转（症状基本消失，但劳累后复发）20例；无效（服药半月，症状无明显改善）3例。

买买吐松等[4]自2000～2004年采用清代名医王清任之名方身痛逐瘀汤加减化裁内服外敷治疗颈肩腰腿痛104例，获得满意疗效。治疗组104例，其中男54例，女50例；年龄最小18岁，最大71岁，平均40.5岁；病程2个月以内60例，6个月以内32例，1年以内10例，1年以上2例。分类：颈椎病20例，颈椎间盘突出症10例，肩关节周围炎12例，腰肌劳损8例，腰椎间盘突出症30例，腰椎骨质增生症12例，腰骨性关节炎12例。用身痛逐瘀汤加减化裁治疗，水煎内服剂每日1剂，早晚分服，并使用全自动中药熏蒸床加入身痛逐瘀汤化裁方煎煮预热20分钟后，患者入舱，舱温45℃，时间为30分钟，每日1次；出舱后药渣棉布包趁热外敷患处20分钟，10天为1疗程。内服药秦艽15g，羌活、独活各10g，鸡血藤30g，当归20g，川芎15g，桃仁20g，红花20g，牛膝20g，香附10g，茯苓15g，猪苓10g，防己10g，乌梢蛇20g，地龙15g，没药15g，五灵脂15g，延胡索20g，三七10g。熏蒸外敷药用：在内服中药方基础上加用香樟木 50g，苏木 50g，透骨草 50g，伸筋草 30g，路路通 30g，白芷 30g，大血藤 30g，千年健 30g，桂枝 30g，木瓜 30g，威灵仙 30g，附子 20g，马钱子 20g，制川草乌各 20g，细辛 20g，五加皮 20g，海桐皮 20g，艾叶 20g。结果治愈 42 例，有效 55 例，无效 7 例，总有效率 93.26%。

李氏等[53]用针灸走罐法加中药治疗背部软组织劳损 78 例，并设 70 例单用中药治疗作为对照组，结果治疗组疗效明显优予对照组。治疗方法，治疗组用针灸走罐法加中药治疗，治疗具体操作如下：患者俯卧位，取两侧背部足太阳膀胱经穴位，平补平泻法，每日 1 次，每次 10 分钟，起针后，用跌打万花油涂在背部脊柱两侧肌肉处，用火罐涂匀后，点燃酒精棉球，用火罐在背部两侧肌肉来回推动，每日 1 次，每次 3 分钟，10 天 1 疗程，同时加用中药身痛逐瘀汤加减：当归 9g，川牛膝 9g，红花 9g，秦艽 6g，羌活 6g，香附 6g，川芎 9g，桃仁 12g，甘草 6g，乳香 9g，没药 9g，五灵脂 9g，水煎服，每日 1 剂，分 2 次服用，10 天 1 疗程。对照组则单纯中药身痛逐瘀汤治疗，10 天为 1 疗程。治疗结果，2 组治疗 4 个疗程后，治疗组痊愈 48 例，有效 27 例，无效 3 例，总有效率 96.15%；对照组痊愈 30 例，有效 18 例，无效 22 例，总有效率 68.58%。

韩氏等[54]用身痛逐瘀汤联合针刺治疗急性腰扭伤在临床中取得满意的疗效。所选患者均被确诊为急性腰扭伤，共 64 例。中药治疗，运用活血化瘀、理气止痛的身痛逐瘀汤化裁。药物组成：秦艽 20g，川断 15g，当归 10g，桃仁 10g，香附 10g，红花 10g，牛膝 10g，没药 8g，五灵脂 8g，地龙 8g，如腰膝疼痛较剧可加延胡索 20g，三七 10g，乳香 8g，鸡血藤 10g，加强活血化瘀止痛之力；如有肾虚之象而出现腰膝酸软者可加杜仲 15g，狗脊 12g，熟地 20g，桑寄生 15g，以强壮腰肾；由于闪挫扭伤或体位不正引起可加青皮 10g，穿山甲 12g，木瓜 12g，稀莶草 12g。针刺治疗，主穴是双侧委中穴，配穴选取肾俞、命门、阿是穴、腰阳关、环跳及经外奇穴痞根、腰痛穴行提插捻转法，得气后留针 20 分钟，每日 1 次，3 ~ 4 天为 1 个疗程。疗效：64 例中治愈 44 例（68.75%），显效 12 例（18.75%），有效 6 例（9.38%），无效 2 例（3.12%）。

【典型案例】

1. 患者，男，48 岁，农民。于 1999 年 6 月 10 日在田间收小麦时，从手扶机拖车上突然摔倒在地上，当时腰部酸痛难忍痛处拒按，不能深呼吸，不能屈伸，呻吟不止，面部及全身出冷汗，被家人送往我院。门诊外科诊查：血压 14.6/9.3kPa，腰椎正侧位片示未见异常。B 超报告肝、胆、脾、双肾及下腹部未见异常。经活血膏、去痛片、三七片治疗后无效，县医院腰椎 CT 报告未见异常。经结合病史检查，诊为"腰痛"（瘀血腰痛）。用毫针直刺承山穴得气后留针 2 分钟，当时痛缓解，同时给身痛逐瘀汤 3 剂，3 天后患者无不适感，活动自如，诸症悉除。随访 1 年无复发。

　　按： 针刺承山穴配合服用身痛逐瘀汤方法较为简便，不直接接触疼痛部位，患者痛苦少，多数针刺后几分钟即显特效，不受任何条件限制，笔者经过多年临床实践，针刺此穴确实有神奇的疗效。[51]

　　2. 赵某某，男，35 岁，农村木工，该患者于 1993 年 5 月 2 日不慎将腰部砸伤，经当地卫生所和县医院治疗未见好转，于 5 月 8 日来我院诊治。检查：病人呈痛苦面容，情感低落，行走困难，腰部活动受限，呈强迫性体位。L₁ ~ L₃ 节有压痛，左右软组织肿胀，触之痛如针刺，舌质暗苔黄，脉涩，大便秘小便黄；血常规检查：白细胞 12.0×10^9/L；尿常规检查：镜下血尿满视野；X 线摄片报告：腰椎未发现特殊改变，临床诊断为腰部外伤。治疗用方药：秦艽、羌活、香附各 9g，川芎、甘草、没药、五灵脂、地龙各 10g，桃仁、红花、当归、牛膝、茜草、茅根各 15g，黄柏、知母各 20g，金银花、连翘各 25g，大黄 3g，预投 7 剂，每日 1 剂，分 2 次口服。二诊，疼痛大减，脉证和缓，精神转佳，大小便正常，继原方减黄柏、知母、大黄又投 7 剂。三诊，临床症状基本消失，血、尿常规检查均在正常范围内，守原方药量略有增减又投 7 剂，症状完全消失，如常人参加劳动。至今未再复发。[51]

　　3. 王某，男，36 岁，1994 年 4 月 16 日初诊。主诉：腰扭后反复腰痛 10 余年。诊见：腰部酸痛，每遇劳累则症状加重，伴头晕神疲，面色少华，形体消瘦，畏冷，二便调，无发热，舌质淡红，可见瘀斑，苔薄白，脉沉。腰椎摄片正常。证属腰府瘀血日久，血液不得濡养肾脏，以致肾虚，阳气不运，又使血瘀更甚。治以活血化瘀、通络止痛。方用身痛逐瘀汤加减：桃仁、红花、香附、当归各 10g，没药、三七各 6g，川芎 9g，牛膝、杜仲各 15g，鸡血藤 30g，甘草 3g。3 剂，水煎服。二诊：腰部酸痛大减，仍觉畏冷神疲。原方加巴戟天 10g。前后共服药 9 剂，腰痛已瘥，余症基本消失。嘱继服壮腰健肾丸以固后效。随访 3 年未复发。[52]

　　4. 患者，男，49 岁，干部，1998 年来门诊就诊。自述患腰痛 3 年，在骨科诊为"腰肌劳损"。劳累后加重，休息后痛减，经西医治疗未见明显好转，故转我科会诊。望舌质红苔薄白，切脉弦紧，证属经络痹阻不通所致。法宜活血通络，祛瘀止痛。方用身痛逐瘀汤加减，秦艽10g，川芎10g，桃仁10g，红花10g，羌活10g，乳香10g，没药10g，牛膝15g，地龙12g，当归12g，威灵仙15g，丹参30g，伸筋草20g，甘草10g，服药8剂腰痛较前大减，继服20余剂后腰已不痛，述愈。[55]

5. 患者，男，65岁，以"腰腿痛10余天"之主诉于1994年5月5日来就诊。患者年轻时曾多年从事渔业捕捞作业。2年前偶有腰酸，近10余天来有腰腿痛，腰痛时涉及两腿，以右痛为甚，严重时难以行走。曾在外院X线摄片，为$L_2 \sim L_4$椎骨质增生。就诊时患者呈痛苦貌，弯腰前倾缓行，步履艰难。舌瘦，舌质暗红，有瘀点，脉弦滑。证属血瘀阻络，方用身痛逐瘀汤加味：秦艽、羌活、当归、川芎、桃仁、红花、赤芍、乳香、没药、炒五灵脂各9g，香附6g，牛膝9g，地龙10g，黄芪30g，甘草6g，3剂水煎服。与此同时又针刺两侧承山、委中、环跳、昆仑等穴位；患者腰背部心俞、肾俞、大肠俞等处拔火罐。3天后，患者腰痛明显减轻，大腿痛亦减轻，但右侧小腿痛仍明显。此时除用中药原方及针刺上述穴位外，加用艾条灸右侧小腿承山、委中穴。10天后，腰痛消失，仍有小腿痛，考虑因病久年老体弱，有肾虚，故在原方基础上加用杜仲、狗脊、枸杞子、菟丝子等，再服药12剂，腰腿痛均消失，偶有腰部酸困感。再嘱用六味地黄丸长期服用以善其后。[56]

按：腰部外伤属于中医学"闪挫"、"瘀血"、"气滞"等范畴。《金匮翼》上说"瘀血腰痛者，闪挫及强力举重得之。盖腰者，一身之要，屈伸俯仰，无不由之，若一有损伤则血脉凝涩，经络壅滞，令人猝痛，不能转侧"。中医辨证认为，由于腰部组织外伤后，瘀血阻滞经络，瘀则不通，不通则痛，故肿痛有定处拒按；瘀血内阻，筋脉失养，则仰卧转侧不能，腰部活动受限，脉象弦或涩，大便秘小便黄，舌质暗或白细胞增高，镜下血尿等均为瘀中化热灼其脉络所致。方中桃仁、红花、五灵脂活血化瘀；当归和血补血；地龙、牛膝、羌活、秦艽通经活络，并借牛膝之力引药下行直达病所；川芎、香附、没药活血调气止痛；甘草和药引经。

第十二节　强直性脊柱炎

本病又名类风湿脊柱炎、畸形性脊柱炎、类风湿中心型等，现都称强直性脊柱炎。强直性脊柱炎的特点为腰、颈、胸段脊柱关节和韧带以及骶髂关节的炎症和骨化，髋关节常常受累，其他周围关节也可出现炎症。本病一般类风湿因子呈阴性，故与Reiter综合征、牛皮癣关节炎、肠病性关节炎等统属血清阴性脊柱病。

强直性脊柱炎实际是一种很古老的疾病，早在几千年前从古埃及人的骨骼就发现有强直性脊柱炎的证据。距今 2000 年以前，古希腊名医希波克拉底描述了一种疾病，患病者有骶骨、脊椎、颈椎部的疼痛。

强直性脊柱炎是一种与遗传有密切关系的疾病。研究表明强直性脊柱炎与人体白细胞抗原的关系极为密切，强直性脊柱炎的发病与人体白细胞抗原有直接关系，即强直性脊柱炎与人类白细胞抗原相关性最强，人体白细胞抗原阳性者中 80% 并不发生强直性脊柱炎，而强直性脊柱炎患者中有 10% 为人体白细胞抗原阴性。故人体白细胞抗原阳性不一定发生强直性脊柱炎，人体白细胞抗原阴性也不一定不发生强直性脊柱炎，更不能认为人体白细胞抗原阳性就是强直性脊柱炎。

根据病史，有下列表现应考虑炎症性脊柱病[28]：①腰背部不适隐匿性出现；②年龄不足 40 岁；③持续 3 个月以上；④清晨时僵硬；⑤活动症状有所改善。有上述病史，X 线摄片有骶髂关节炎征象，即证实为脊柱病；进一步排除牛皮癣、炎性肠病或 Reiter 综合征关节炎，即可作出原发性强直性脊柱炎的诊断，而不要等到脊柱明显强直时才明确诊断。

目前常用的强直性脊柱炎临床诊断标准为 1965 年提出的纽约诊断标准：

（1）腰椎在前屈、侧弯、后仰三个方向皆受限；

（2）腰椎或腰背部疼痛或疼痛史 3 个月以上；

（3）胸部扩张受限，取第 4 肋间隙水平测量，扩张≤2.5cm。

根据上述临床标准及骶髂关节炎 X 线改变分级：

（1）确诊强直性脊柱炎为：①双侧骶髂关节炎Ⅲ或Ⅳ级，同时至少有上述临床标准中之一项者；②单侧骶髂关节炎Ⅲ或Ⅳ级，或双侧骶髂关节炎Ⅱ级，并具备临床标准第 1 项，或具备临床标准第 2 项第 3 项者。

（2）可疑强直性脊柱炎为：双侧骶髂关节炎Ⅲ或Ⅳ级，但不具备任何一项临床标准者。

【临床应用】

许凤全[57]认为，强直性脊柱炎是一种以骶髂关节和脊柱关节慢性炎症为主的慢性全身性自身免疫性疾病，其特征性病理改变为肌腱、韧带附着点炎症。中药复方治疗本病有满意的疗效，是目前临床治疗的主要方法，多年的临床实践取得了一定的成绩。强直性脊柱炎属中医学"痹证"范畴，古人称之为"龟背风"、"竹节风"、"骨痹"。临床以腰骶部僵硬、疼痛、脊柱活动受限，甚或强直为特点。强直性脊柱炎患者先天禀赋不足，肾精亏虚，督脉失养，所谓"至虚之处，必是留邪之所"，风寒湿热之邪乘虚内袭，内外合邪，邪气内盛，正气为邪气所阻，不得宣行，因而留滞督脉，发为痹证。痹证日久，气血凝滞，耗伐正气，则使肾督亏虚之证加重，身痛逐瘀汤主要功效为活血祛瘀、祛风除湿、通痹止痛。主治气血瘀阻经络所致肩痛、臂痛、腰腿痛，或周身肌肉、关节疼痛，痛有定处，舌质紫暗或有瘀点，脉沉弦者。方中当归、川芎、桃仁、红花活血化瘀、疏通经络；配以没药、五灵脂、地龙增强祛瘀之力，并能消肿止痛；香附理气行血；牛膝强腰壮骨、活血化瘀，又能引药下行。先天不足，肾精亏乏，复感外邪，痹着腰部，久滞不散，邪气久羁，深经入骨，津血凝滞不行，变生痰浊瘀血，痰瘀互结，留于百节，导致脊骨经络痹阻，气血运行不畅，"不通则痛"；瘀血久滞不散，附注筋骨、关节，流注于经络，伏于督脉，终致脊柱强直，发为龟背；气血津液凝滞，痰瘀内阻，削伐正气，则使肾督更亏，外邪乘虚复入，终致骨痹反复发作，缠绵不愈。

第十三节　膝关节滑膜炎

　　膝关节受到急性创伤或慢性劳损时，引起滑膜损伤或破裂，导致膝关节腔内积血或积液的一种非感染性炎症反应疾患。可分为急性创伤性滑膜炎和慢性损伤性滑膜炎。急性创伤性滑膜炎，多发生于爱运动的青年人；慢性损伤性滑膜炎多发于中老年人，身体肥胖者或过用膝关节负重的人。急性膝关节滑膜炎多因打击、扭转、运动过度以及外科手术后1～2小时发生肿胀、疼痛、活动困难、走路跛行，局部皮肤温度高，皮肤肿胀紧张，关节穿刺出血性液体。本病常是膝关节及其他损伤的合并症，须与骨折、脱位、韧带及半月板损伤相鉴别。慢性膝关节滑膜炎一般由急性创伤性滑膜炎失治转化，或由老年其他的慢性劳损导致滑膜的炎症渗出，产生关节积液造成。多见于中老年人，有劳累或关节疼痛的病史。患者感觉两腿沉重，关节肿胀、下蹲困难，或上下楼梯疼痛，劳累后及遇寒后加重，休息后及遇暖时减轻。病程日久者，股四头肌萎缩，关节不稳，活动受限，关节穿刺可抽出淡黄色、清亮的积液。X线摄片示膝关节骨与关节结构无明显异常或骨赘形成，可见关节肿胀和活动不利。

　　中医学认为本病属"伤筋"范畴。病因多为过度负重、剧烈运动、跌扑及过度扭转，病机为关节筋脉损伤，气血瘀滞局部，《景岳全书·风痹》谓："痹者，闭也，以血气为邪所闭，不得通行而病也。"再感受风寒湿邪，使瘀而化热，"不通则痛"。出现关节肿胀疼痛，皮温增高，功能障碍等临床症状，因而治则应从活血化瘀，清湿热消肿止痛方面着手。

【临床应用】

张氏等[58]近年来应用曲安奈德关节腔注射配合中药治疗膝关节创伤性滑膜炎108例，经随访观察，效果满意。本组108例中，男62例，女46例；呈急性表现68例，慢性期表现40例。西医治疗：将曲安奈德注射液20mg及2%利多卡因10mL，用生理盐水稀释至15mL，行关节腔内注射，15天1次，连续注射不超过4次，以免引起类固醇关节损害。中医以二妙散合身痛逐瘀汤为基础方。药用：苍术、黄柏、桃仁、红花各9g，秦艽、羌活、地龙、川芎、没药、当归、牛膝、五灵脂、甘草各6g，香附3g。急性期加三七粉、苏木；积液多而分泌较快酌加茯苓、白芷；湿热重酌加黄芩、滑石；风湿甚酌加防风、独活；气阴两虚酌加黄芪、生地；恶寒肢冷酌加肉桂、乌梢蛇；劳损所致酌加杜仲、续断；肢体麻木、无力酌加天麻、狗脊。每日1剂，水煎早晚分服，1周为1个疗程。治疗初期病人膝关节可行石膏托外固定，制动1周，患肢适当抬高，解除外固定后行股四头肌锻炼，以消肿并防止肌肉萎缩，加快膝关节的功能恢复。结果，显效：随访1年无复发51例；有效52例；无效5例。本组服药最少7剂，最多25剂，平均15.5剂。总有效率95.4%。

鞠氏[59]等自2004年7月～2006年8月，应用中药内服外敷法治疗急慢性膝关节滑膜炎68例，取得了一定疗效。本组68例，男35例，女33例；年龄最小30岁，最大66岁，平均45.5岁；单膝发病56例，双膝12例，共80膝；病程最短1天，最长2年。内服方组成身痛逐瘀汤合二妙散为基础方。药用：桃仁15g，红花15g，秦艽15g，羌活10g，地龙10g，川芎10g，没药10g，当归10g，牛膝10g，五灵脂10g，甘草6g，香附6g，苍术15g，黄柏15g。每剂煎2次，共煎药液600mL，早晚各服300mL。适当患膝制动，或减少行走量。结果治愈65膝，显效9膝，好转4膝，无效2膝，总有效率为97.5%。共治疗1～4个疗程，平均3.1个疗程。

马氏等[47]自2004～2005年共收治膝关节骨性关节炎百余例，并对其中42例在常规抗生素静脉滴注基础上，配合中药口服及局部热敷治疗，疗效满意。本组共84例，均为单侧病变（84膝），随机分为观察组与西药组各42例。观察组中男8例，女34例；年龄57～73岁；病程2～15年。西药组中男10例，女32例；年龄52～68岁；病程3～13年。两组在性别、年龄、病程等方面无显著性差异（$P > 0.05$），具有可比性。方法，（1）两组均常规静脉滴注抗生素（青霉素类为主）。（2）西药组患者还配合口服对乙酰氨基酚，0.5g/次，3 次/日。（3）观察组：中药用身痛逐瘀汤，方药组成：秦艽 3g，川芎 6g，桃仁 9g，红花 9，甘草 6g，羌活 3g，没药 6g，当归 9g，五灵脂 6g，香附 3g，牛膝9g，地龙 6g。依患者体质、兼症、辨证进行加减：寒湿甚者加制附片9g，薏苡仁 15g；夹瘀者加泽兰 12g，丹参 15g；阴虚有热者加生地黄15g，黄柏 9g；关节痛甚者加威灵仙、千年健各 15g。每日 1 剂，水煎分 2 次温服。外敷用热敷散，方药组成：刘寄奴、独活、防风、秦艽、透骨草各 12g，花椒、艾叶、桑枝、桂枝、红花各 9g，木瓜、牛膝、伸筋草各 15g。将上述药物用食醋半斤充分搅拌、浸润后用布包为药包，经蒸热 30 分钟后（30～40℃），两药包轮换外敷患膝，并做膝关节轻微活动，进行股四头肌肌力收缩锻炼。每日 2 次，每次 40 分钟。结果，治疗组总有效率 92.9%，对照组总有效率 81%。

邰氏[59]自 1992 年 7 月以来，应用二妙散合身痛逐瘀汤加减治疗膝关节创伤性滑膜炎 52 例，经随访观察，效果满意。本组 52 例中，男 33 例，女 19 例；年龄 15～65 岁，平均 40 岁；呈急性期表现 38 例，慢性期表现14 例，均为单侧发病，有明确外伤史 41 例，有慢性劳损史 11 例，均有膝关节肿胀、疼痛和不同程度的功能受限，浮髌试验阳性 42 例；X 线摄片示骨质增生 3 例，膝关节间隙增宽 42 例；实验室检查 ESR 均在正常范围内，膝关节液化验：白细胞 $< 5 \times 10^9/L$，中性粒细胞 < 0.30，以淋巴细胞、单核细胞为主，未见致病菌；曾经抽吸、封闭治疗 17 例；服中药治疗 10 例；本组均为住院治疗病人。以二妙散合身痛逐瘀汤为基础方随症加减治疗。结果，显效 35 例，有效 15 例，无效 2 例。本组服药最少 6剂，最多 25 剂，平均 15.5 剂。总有效率 96.2%。

【典型案例】

刘某，男，39 岁。左膝肿痛，已发作 4 次，曾作关节穿刺，抽出淡红黏稠液体，细菌培养阴性，延时又肿。诊时见膝眼饱满，刺涩疼痛，屈伸不利，皮肤不红，浮髌征阳性，脉弦涩。X 线摄片未见骨质异常。予西药曲安奈德注射液 20mg 及 2% 利多卡因 10mL，用生理盐水稀释至 15mL，行关节腔内注射，同时服用中药二妙散合身痛逐瘀汤，药用：苍术、黄柏、桃仁、红花各 9g，秦艽、羌活、地龙、川芎、没药、当归、牛膝、五灵脂、甘草各 6g，香附 3g。服用 7 剂而愈，未有再发。[58]

按：西医学认为，膝关节滑膜炎大多由外伤或慢性劳损而致，滑膜血管扩张，充血肿胀，渗出增加，而产生大量积液，若迁延日久，尚可致滑膜增厚、纤维化，引起关节粘连，影响活动，进而出现关节软骨损伤，产生骨性关节炎。中医学认为是湿热相搏，热灼筋肉引起。故可见关节肿痛、活动不能。慢性劳损性炎症多由风寒湿三气杂合而成，一般夹湿者多。其病理变化为久劳积损，瘀血与水湿互积，痹阻关节经络，此证属痹证挟湿。方中苍术、黄柏清热除湿；桃仁、红花、当归、川芎、没药、五灵脂活血祛瘀止痛；秦艽、羌活、地龙祛风湿、止痹痛、通筋络；香附行气散瘀；牛膝通血脉并引药下行；甘草调和诸药。诸药合用，共奏清热祛湿，活血化瘀，行血通络之效。而二妙散中苍术、黄柏能行清热除湿之效，补身痛逐瘀汤不能除肿散热之弊。

第十四节　项背肌筋膜炎

　　项背肌筋膜炎为项背部结缔组织疾病，是项背部筋膜、肌肉、肌腱和韧带等软组织的无菌性炎症（项背部急性损伤后，肌筋膜组织炎症、水肿、粘连、变性，并逐渐纤维化，形成瘢痕），引起项背部疼痛、僵硬、运动受限及软弱无力等症状。长期的慢性劳损（如伏案低头作业，使肌肉长时间过度紧张、痉挛），虽损伤轻微，病变部位小，但在肌肉筋膜组织中产生变性、肥厚，形成纤维小结而引起较广泛的疼痛，是临床常见病和多发病。

　　临床上以项背部酸胀、疼痛为主要症状，好发于成年人，其特点有：①弥漫性疼痛患者多主诉项背部弥漫性疼痛，以两侧冈上窝及肩胛区为明显。疼痛性质可表现为轻微不适、钝痛、酸痛、麻胀感等。低头工作过久或晨起时痛剧，活动后可缓解，此与肥大性脊柱炎相似。②诱发因素患者发病多有明确的诱发因素，如受凉、受潮及过劳等。并因此使症状加重。③点状压痛及皮下结节患者多能指出明确的痛点（一点或数点），冈上窝、肩胛骨内上部多见，压之除局部疼痛外，尚可沿该痛点处所分布的神经纤维末梢向上传导，反射地出现该处邻近部位痛感。有时在痛点处深部可触及结节样硬块。④其他可出现颈部肌肉痉挛、颈部僵硬、活动受限等。

　　经过临床观察和研究证明人体内含结缔组织较多的组织均可累及，以肌肉和筋膜组织常见，其损伤有两种情况：一种为较严重的急性损伤引起项背部筋膜、肌肉等纤维化及瘢痕收缩，致使末梢神经受卡压，引起本病；另一种为慢性劳损，如长期从事伏案工作的人容易引起项背部软组织的高张力状态，渐而出现微小的撕裂样损伤。这种内源性损伤最终将因纤维样组织增多，并随着其后期的收缩作用，使局部的毛细血管及末梢神经受挤压而引起本病。这种损伤与职业关系较大。

【临床应用】

曹氏[60]以中药身痛逐瘀汤加减进行内服和外敷治疗活血通络、行气止痛，配合手法弹拨理筋，缓解肌肉痉挛，治疗项背肌筋膜炎56例，取得较理想效果。56例均系门诊治疗。其中男性22例，女性34例；年龄最小24岁，最大68岁；病程最短2周，最长7年；有外伤史18例，受凉劳累史27例，原因不明11例。有43例曾作过局部封闭。药用身痛逐瘀汤加减，基本方：川芎15g，秦艽10g，桃仁10g，红花10g，当归10g，地龙10g，羌活9g，葛根12g，细辛3g，白芍12g，五灵脂9g，肾虚加骨碎补15g，狗脊15g；痛甚有硬结节加土鳖虫10g。每日1剂。同时将药渣用纱布包裹，蒸后热敷痛处，每日1~2次。手法治疗：患者取正坐位或俯卧位，整体放松，先在风池、肩井、天宗及痛点处按揉、滚推5分钟，再寻找筋结、压痛点进行分筋弹拨5分钟，然后沿斜方肌、背阔肌、能棘肌等拿捏，点穴3~5分钟，最后后打、提弹项背及两肩脚部3~5分钟即可。每周2~3次。治疗结果：治2个疗程后评议疗效。观察56例，治愈29例，好转23例，无效4例，总有效率90.3%。

【典型案例】

徐某，女，48岁，1997年11月10日初诊。病人左肩背疼痛反复发作2年，近1月来因提重物致疼痛加剧，活动受限，自诉以前曾在外院作局部治疗4次，当时疼痛消失。检查左斜方肌处肌张力增高，左肩脚内上角压痛明显，并触及疼痛结节，无手臂放射疼痛，左肩脚骨X线摄片未见骨质异常，心电图检查正常，诊断：项背肌筋膜炎。治疗中药方：川芎15g，秦艽10g，桃仁10g，红花10g，当归12g，地龙10g，土鳖虫10g，细辛3g，葛根15g，鸡血藤15g，白芍12g，桂枝10g，生甘草6g，每日1剂，水煎服。嘱将药渣用布裹蒸后热敷痛处，每日2次，隔日作手法按摩松解，10天后诉疼痛明显减轻，肩部活动较前轻松，继续治疗10天症状消失，活动自如。2个月后随访肩背部未感任何不适。[60]

按：本病诱因较多，一般由外伤、慢性劳损、感受风寒湿邪，病灶感染等混合因素引起，导致肩部肌肉筋膜渗出、水肿、痉挛，日久则出现纤维性变及粘连持续疼痛以及自主神经系统功能紊乱等一系列症状的综合征。属中医学"痹证"范畴。临床上多见中年以上的人，症状十分明显，但体征相对较少。故治疗时需集药物、热疗、手法于一体，通过药物内服祛痰通络，通痹止痛，局部外温经散瘀，消结止痛，从而改善局部筋膜、肌肉营养障碍，消除代谢产物堆积，再者配合手法治疗可刺激局部血管扩张，扩大结缔组织间隙，缓解肌肉痉挛，疏通经脉，以使整体气血经络平衡协调，肌肉关节舒展。

参考文献

［1］傅克模．身痛逐瘀汤化裁配合外治法治疗肩周炎32例．安徽中医临床杂，2000，12（1）：33.

［2］赵志涛．浅谈肩关节周围炎的综合治疗．中国临床医生，2002，3.

［3］郑军．推拿辅以逐瘀汤加减治疗肩周炎148例临床疗效分析．河北医学，2003，9（12）：1148.

［4］买买吐松，阿提阆．身痛逐瘀汤内服外敷治疗颈肩腰腿痛104例．实用中医内科杂志，2005，19（5）：45.

［5］敖绍勇，陈卫东，吴正平．加味身痛逐瘀汤治疗肩周炎126例．江西中医药，2006，9（37）：34.

［6］徐新玉，吕发明．身痛逐瘀汤配合牵引治疗颈椎病疗效观察及对甲襞微循环的影响．中国中医急症，2007，16（5）：545.

［7］罗青山．加味身痛逐瘀汤治疗颈椎病45例小结．湖南中医杂志，1995，11（2）：28.

［8］张东奎，武文英．牵引与身痛逐瘀汤加味治疗颈椎病的疗效观察．中国疗养医学，2002，11（4）：11.

［9］胡增山．加减身痛逐瘀汤并针刺治疗神经根型颈椎病98例．天津药学，2004，16（4）：30.

［10］陶卸芳．非手术综合治疗腰椎间盘突出症50例．新疆中医药，2002，20（5）：35.

［11］王晓冰，付晓野，王宇．腹膜外入路手术配合中药治疗腰椎间盘突出症．辽宁中医杂志，2006，33（5）：569.

［12］王宝为．身痛逐瘀汤加味治疗腰椎间盘突出症90例．辽宁中医杂志，1999，26（3）：118.

［13］刘晓东，孔祥奇，王常普．身痛逐瘀汤治疗腰椎间盘突出症．河南中医，2000，20（3）：57.

［14］黄平．身痛逐瘀汤加减治疗腰椎间盘突出症术后麻木75例．实用中西医结合临床，2004，4（1）.

［15］高登山．身痛逐瘀汤加味治疗腰椎间盘突出症86例．河南中医，2006，26（12）：66.

［16］李元明．身痛逐瘀汤加减治疗腰椎间盘突出症．中国中医骨伤科杂志，2001，9（4）：39.

［17］王玉琦，李同军，于志国．身痛逐瘀汤化裁治疗腰椎间盘突出症100例．中医药信息，2007，1.

［18］魏会东．身痛逐瘀汤治疗腰椎间盘突出症 45 例．河北中医，1998，20（1）：44.

［19］陈选朝．身痛逐瘀汤配合针灸治疗腰椎间盘突出症 30 例报告．甘肃中医，2007，20（1）.

［20］王秀华，关雪峰．新身痛逐瘀汤治疗腰椎间盘突出症 1006 例．辽宁中医杂志，2004，31（12）：1027.

［21］程国田．新身痛逐瘀汤治疗腰椎间盘突出症 69 例．辽宁中医杂志，2004，31（5）：391.

［22］姜黎耕．身痛逐瘀汤配合正骨手法治疗“腰突症”．浙江中医学院学报，1995，19（2）：38.

［23］万贵良．身痛逐瘀汤治疗血瘀型腰间盘突出症 98 例．辽宁中医杂志，2002，29（4）：220.

［24］朱继武，曹谦．身痛逐瘀汤治疗腰椎间盘突出摘除术后复发腰痛 86 例．中医药导报，2007，13（2）：58.

［25］赵才深．小针刀合身痛逐瘀汤治疗腰椎间盘突出症 42 例．河北中医，2001，23（6）：455.

［26］毕宇峰，张俊丽．针灸推拿配合身痛逐瘀汤治疗腰椎间盘突出症 36 例．陕西中医，2004，25（12）：1128.

［27］丁喜瑞，古永明．身痛逐瘀汤加减配合腰椎牵引治疗腰椎间盘突出症 126 例．中医外治杂志，2005，14（3）：33.

［28］刘斌．三期用药在腰椎间盘突出症治疗中的疗效观察．云南中医中药杂志，2003，24（5）：8.

［29］邹崇祺．身痛逐瘀汤治疗腰椎间盘突出症术后麻木综合征 120 例．山东中医杂志，2005，24（1）：21.

［30］王凤喜，刘元禄．综合疗法治疗腰椎间盘突出症 105 例．2005，19（3）：281.

［31］白玉，杜良杰，韩麦鲜．保护硬膜外脂肪配合身痛逐瘀汤防止椎板切除术后硬膜外瘢痕粘连．中医正骨，2000，12（6）：30.

［32］黄成国．骶管硬膜外封闭加身痛逐瘀汤治疗腰椎间盘突出症 58 例．现代中西医结合杂志，2006，15（23）：3174.

［33］潘宇．新身痛逐瘀汤治疗腰椎间盘突出症 50 例．实用中医内科杂志，2007，21（3）：56.

［34］黎宗军．中西医结合治疗腰椎间盘突出症 50 例．实用中医药杂志，2009，25（2）：82.

［35］刘清文．华佗夹脊穴针刀术治疗腰椎间盘突出症 102 例．中医外治杂志，2006，15（1）：35.

［36］孟祥臣．新身痛逐瘀汤治疗腰椎间盘突出症 168 例．辽宁中医药大学学报，2008，10（7）：73.

［37］黄龙模．推拿结合中药内服治疗急性腰椎间盘突出症 50 例临床观察．江苏中

医药，2009，41（1）：33.

[38] 王世轩. 身痛逐瘀汤治疗骨伤病 120 例. 中医药学刊，2003，21（3）：443.

[39] 梁波. 身痛逐瘀汤治疗腰椎管狭窄症 60 例. 山东中医，2003，19（4）.

[40] 曹郑云. 综合疗法治疗第三腰椎横突综合征 86 例. 河南中医，2004，24（4）：40

[41] 杨景丰. 脊柱对抗牵引配合中医药治疗胸腰椎压缩性骨折 56 例. 河南中医，2004，24（4）：39.

[42] 朱斐. 身痛逐瘀汤配合强腰六部功治疗腰椎骨质增生 46 例. 江西中医药，2005，36（276）：35.

[43] 梁伯进，李宇明. 加味身痛逐瘀汤治疗激素性股骨头坏死的临床研究. 中医药学刊，2005，23（5）：952.

[44] 黄书亮. 治疗梨状肌损伤综合征 62 例小结·新中医，194：37.

[45] 张国良，张进录. 中西医结合治疗膝关节骨性关节炎 56 例疗效观察. 中外健康文摘，2008，（1）：56.

[46] 马胜利，侯华伟. 中西医结合治疗膝关节骨性关节炎的临床体会. 甘肃中医学院学报，2006，23（6）：23.

[47] 刘洪旺，刘志刚，孙宝金. 退行性膝关节骨性关节病的中医辨证施治. 中国骨伤，1997，10（4）：27.

[48] 赵佃. 针刺承山穴配合服用身痛逐瘀汤治疗瘀血腰痛 58 例. 淮海医药，2003，21（4）：315.

[49] 王旭，詹海夫. 身痛逐瘀汤加减治疗慢性腰肌劳损 60 例临床观察. 长春中医药大学学报，2006，22（2）：27.

[50] 王衍山，玉文彬，邸生文. 身痛逐瘀汤加味治疗腰部外伤 32 例临床观察. 中医药学报，1997，1：35.

[51] 林振禄. 身痛逐瘀汤加减治疗慢性腰肌劳损. 湖北中医杂志，2001，23（1）：38.

[52] 李国华，周敏军，郭萍玲. 针灸罐法加身痛逐瘀汤治疗背部软组织劳损 78 例. 赣南医学院学报，2007：596.

[53] 韩罡，韩莉. 身痛逐瘀汤联合针刺治疗急性腰扭伤 64 例疗效观察. 中国乡村医药杂志，2008，15（6）：43.

[54] 李丽. 身痛逐瘀汤异病同治临床运用的体会及探讨. 中国中医基础医学杂志，2007，7（10）：67.

[55] 段明武. 身痛逐瘀汤应用举隅. 深圳中西医结合杂志，1996，6（1）：38.

[56] 许凤全，冯兴华治疗强直性脊柱炎常用中药处方及药对分析·中国中医药信息杂志，2009，16（1）：97.

[57] 张炳良，张道飞，曾纪珑. 中西医结合治疗膝关节创伤性滑膜炎 108 例. 辽宁中医杂志，2005，32（8）：819.

[58] 鞠洋，王云，乌肠波. 中药内服配合文蛤膏外敷治疗膝关节滑膜炎 68 例. 长

春中医药大学学报，2007，23（3）：55.

［59］邰东旭．二妙散合身痛逐瘀汤治疗膝关节创伤性滑膜炎．辽宁中医杂志，
1997，24（2）：71.

［60］曹健．身痛逐瘀汤加手法治疗项背肌筋膜炎56例．陕西中医学院学报，
2001，24（6）：30.

第四章

妇 科 病 证

痛 经

痛经是指经期前后或行经期间，出现下腹部痉挛性疼痛，并有全身不适，严重者影响日常生活。分原发性和继发性两种。经过详细妇科临床检查未能发现盆腔器官有明显异常者，称原发性痛经，也称功能性痛经。继发性痛经则指生殖器官有明显病变者，如子宫内膜异位症、盆腔炎、肿瘤等。

原发性痛经：病因目前尚未完全明了。初潮不久后即出现痛经，有时与精神因素密切相关。也可能由于子宫肌肉痉挛性收缩，导致子宫缺血而引起痛经。多见于子宫发育不良、宫颈口或子宫颈管狭窄、子宫过度屈曲，使经血流出不畅，造成经血潴留，从而刺激子宫收缩引起痛经。有的在月经期，内膜呈片状脱落，排出前子宫强烈收缩引起疼痛，排出后症状减轻，称膜性痛经。原发性痛经多能在生育后缓解。

继发性痛经：多见于生育后及中年妇女，因盆腔炎症、肿瘤或子宫内膜异位症引起。内膜异位症系子宫内膜组织生长于子宫腔以外，如子宫肌层、卵巢或盆腔内其他部位，同样有周期性改变及出血，月经期间因血不能外流而引起疼痛，并因与周围邻近组织器官粘连，而使痛经逐渐加重，内诊可发现子宫增大较硬，活动较差，或在子宫直肠陷窝内扪及硬的不规则结节或包块，触痛明显。

痛经是妇科常见病和多发病，病因多，病机复杂，反复性大，治疗棘手，尤其是未婚女青年及月经初期少女更为普遍，表现为妇女经期或行经前后，周期性发生下腹部胀痛、冷痛、灼痛、刺痛、隐痛、坠痛、绞痛、痉挛性疼痛、撕裂性疼痛，疼痛延至骶腰背部，甚至涉及大腿及足部，常伴有全身症状：乳房胀痛、肛门坠胀、胸闷烦躁、悲伤易怒、心惊失眠、头痛头晕、恶心呕吐、胃痛腹泻、倦怠乏力、面色苍白、四肢冰凉、冷汗淋漓、虚脱昏厥等症状。其发病之高、范围之广、周期之近、痛苦之大，严重影响了广大妇女的工作和学习，降低了生活的质量。

【临床应用】

患者，女，36 岁，售货员。1998 年就诊，自述经前少腹部痛 2 年余，经血紫暗，有血块量少，伴胸胁胀痛，经服中西药物治疗未见明显好转，舌质暗红、苔薄白，脉弦，证系气滞血瘀痹阻经络所致。治宜活血行气，祛瘀止痛，投身痛逐瘀汤加减，秦艽 10g，川芎 10g，桃仁 10g，红花 10g，羌活 10g，五灵脂 12g，香附 15g，乌药 12g，延胡索 12g，蒲黄 10g，当归 12g，赤芍 10g，甘草 10g，嘱经前 15 天始服药 12 剂，经期腹痛明显减轻，血块减少，再于月经前 20 天服药 18 剂后，经期腹痛消失，痛经愈。[1]

按： 身痛逐瘀汤是《医林改错》中主治气血痹阻经络所致的头痛、腿痛、肩痛或周身疼痛经久不愈的主方。临床上加减灵活运用治疗各种多见病证，奏效卓著。在近代辨病的结合中，从异病同治方面以本方加减使用的也很多。本方中秦艽以祛风湿，退虚热为其主要功效。现代药学研究表明，秦艽生物碱甲有退热、镇静、镇痛和抗炎作用，配合川芎、桃仁、红花、当归、没药、牛膝、羌活、香附、地龙等诸药均有活血祛瘀止痛作用。

参考文献

[1] 李丽. 身痛逐瘀汤异病同治临床运用的体会及探讨. 中国中医基础医学杂志，2007，7（10）：67.

第五章

皮肤科病证

第一节 带状疱疹

带状疱疹是由水痘带状疱疹病毒引起的急性炎症性皮肤病，中医学称为"缠腰火龙"、"缠腰火丹"，俗称"蜘蛛疮"。其主要特点为簇集水泡，沿一侧周围神经作群集带状分布，伴有明显神经痛。初次感染表现为水痘，以后病毒可长期潜伏在脊髓后根神经节，免疫功能减弱可诱发水痘带状疱疹病毒可再度活动，生长繁殖，沿周围神经波及皮肤，发生带状疱疹。带状疱疹患者一般可获得对该病毒的终生免疫。好发年龄：中老年居多。长期服用类固醇皮质激素或免疫抑制剂者多见。病程一般为半个月左右。好发部位：肋间神经及三叉神经可支配的皮肤区域。皮疹特点：潮红斑的基础上出现群集的丘疹、水疱，粟粒至绿豆大小，疱液清亮，严重时可呈血性，或坏死溃疡。皮疹单侧分布呈带状为该病的特点。自觉症状：自觉疼痛，剧烈难忍。疼痛可发生在皮疹出现前，表现为感觉过敏，轻触诱发疼痛。疼痛常持续至皮疹完全消退后，有时可持续数月之久。皮疹初起为皮肤发红，随之出现簇集成群的绿豆大小丘疹，1~2天后迅速演变成为水泡，水泡沿神经近端发展排列呈带状，数天后，疱壁松弛，疱液混浊，而后逐渐吸收，干瘪。愈后遗留暂时性的红斑或色素沉着。中医学认为"不通则痛"，经脉气血运行不畅，脉络瘀滞是本病疼痛产生的主要原因。老年人正气不足，脉络气血虚滞，故此病多常见气虚则推动无力，经脉血液运行不畅，阴血亏虚，脉络失养，或虚火灼络，瘀从内生，因此"瘀"是本病的主要致病因素。

【临床应用】

王氏[1]运用养阴活血法治疗带状疱疹后遗神经痛，取得了一定疗效。在观察的24例中，男性15例，女性9例；年龄48~72岁，平均年龄62.8岁；病程2个月~2.5年，平均病程8个月；后遗颜面部三叉神经痛者10例，后遗躯干部肋间神经痛者9例，后遗四肢神经痛者5例。治疗方法：以身痛逐瘀汤配合增液汤加减为主方。药物组成为：秦芄 15g，桃仁 15g，红花 15g，鸡血藤 15g，没药 10g，五灵脂 10g（包煎），地龙 15g，生地 20g，玄参 15g，天冬、麦冬各 15g。疼痛发于头部加川芎 15g，蜈蚣 3 条；发于躯干部加延胡索 15g，香附 15g；发于上肢者加姜黄 15g；发于下肢者加牛膝 15g。胃脘部不适，大便溏泄可酌加砂仁 10g，山药 20g 以开胃健脾；大便干结可加酒大黄 10g 以通便泄热。每日 1 剂，分早晚 2 次水煎服。经过 1～3 个月的连续治疗，疼痛完全缓解者 17 例，疼痛较前明显减轻者 5 例，有 2 例因未见明显疗效分别于治疗 34 天和 45 天后放弃治疗。总有效率为 91.7%。在 10 例面部三叉神经痛患者中，完全缓解 5 例，明显减轻 3 例，无效 2 例。在 9 例躯干部肋间神经痛者中，有 8 例完全缓解，1 例明显减轻。5 例四肢神经痛患者全部治愈。

孙氏[2] 以身痛逐瘀汤合增液汤加减治疗老年人带状疱疹 60 例，观察效果满意。60 例患者均来自门诊病例，其中男性 33 例，女性 27 例；年龄 53～60 岁 24 例，61～69 岁 32 例，70～79 岁 4 例，平均年龄为 66 岁；病程最短者 2 个月，最长者 2 年 6 个月，平均 7 个月。60 例患者经过西药抗病毒治疗及调节或营养神经药治疗者 42 例，经中西医结合治疗者 18 例，经治疗后，出现头及颜面部神经痛者 8 例，胸背神经痛者 18 例，腰肌神经痛者 26 例，上肢神经痛者 3 例，下肢神经痛者 2 例，四肢神经痛者 3 例。治疗结果，完全治愈者 36 例，占 60%；基本治愈者 17 例，占 28.3%；无效者 7 例，占 11.7%。总有效率为 88.3%。

黄氏[3] 自 1998 年 1 月～2002 年 12 月，使用王清任《医林改错》之身痛逐瘀汤配合西医镇痛药治疗老年人带状疱疹后遗神经痛 67 例，取得了良好效果。全部病例皆为老年人，临床表现为皮疹愈合后仍有神经疼痛，随机分为治疗组和对照组。治疗组 67 例，男 41 例，女 26 例，年龄 60～89 岁；病变部位：三叉神经分布区 22 例，项部神经分布区 12 例，肋间神经分布区 25 例，腰骶部神经分布区 12 例。对照组 25 例，男 14 例，女 11 例，年龄 60～85 岁；病变部位：三叉神经分布区 6 例，项部神经分布区 2 例，肋间神经分布区 7 例，腰骶部神经分布区 10 例。治疗组：以身痛逐瘀汤为基本方：秦芄 12g，川芎 10g，桃仁 10g，红花 10g，当归 10g，羌活 10g，没药 10g，五灵脂 10g，香附 10g，牛膝 10g，地龙 10g，甘草 4g。加减：病位在头部加黄芩 10g，并重用川芎至 20g；在躯干部加郁金 10g，赤芍 20g；在上肢加桑枝；在下肢加独活 10g，每日 1 剂，水煎服。配合西药：吲哚美辛 25mg/次，每日 3 次，地巴唑 10mg/次，每日 3 次，维生素 B_1 20mg/次，阿米替林 12.5mg/次，每日 1 次。对照组如上单纯西药治疗，疗程以 3 周为标准。结果，治疗组痊愈 48 例, 占 72%, 有效 19 例, 占 28%; 总有效率 100%。对照组痊愈 6 例, 占 24%, 有效 17 例, 占 68%, 无效 2 例, 占 8%, 总有效率 92%。

【典型病例】

1. 刘某, 男, 65 岁, 于 2001 年 6 月就诊。主诉: 因"感冒"经治疗后出现左侧头面部簇集性水疱, 伴红斑样灼痛, 在省内某医院诊断为带状疱疹, 经中西医治疗约 30 余天疱疹消失, 痂皮脱落, 但仍有疼痛, 经服用维生素、布洛芬及中药后, 均未见明显好转, 遂来我院诊治。刻诊: 左侧前额头皮刺痛不可触摸, 夜间疼痛甚, 口角麻木, 口干舌燥, 心烦易怒, 大便干结, 舌质暗红, 少苔, 脉沉细弱。诊为肝阴亏虚, 瘀血阻络。治当益阴清热, 活血通络, 以身痛逐瘀汤合增液汤加减: 秦艽、桃仁、红花、地龙、天冬、麦冬各 10g, 鸡血藤 15g, 制没药 6g, 生地 20g, 玄参 5g。7 剂, 1 日 1 剂, 水煎分早晚服用。二诊: 疼痛明显减轻, 心情明显好转, 大便趋于正常。又以前方 12 剂, 服用方法同前, 诸症悉除。随访 1 年半未见复发。[2]

2. 张某, 男, 64 岁, 2001 年 10 月 10 日初诊。患者于 1999 年 12 月感冒后, 在左侧头面部出现簇集的红斑、水疱, 伴有烧灼痛。在某医院诊断为"带状疱"。经用中药、西药治疗月余后疱疹消退, 痂皮脱落, 但疼痛有加重之势。曾在多家医院用维生素、布洛芬、中药等治疗, 均未见好转, 遂来我院就诊。当时患者左侧前额、头皮刺痛不可触碰, 以夜间为甚。左侧颊部、口角麻木, 口干寐差, 烦躁易怒, 大便偏干。查: 左前额可见散在的片状色素减退斑, 左面部略有感觉障碍, 舌质暗红少苔, 脉沉细涩。证属肝肾阴亏, 瘀血阻络。治以养阴清热, 活血通络。用基本方加川芎 10g, 蜈蚣 3 条, 酒大黄 5g。服药 15 剂后, 疼痛减轻, 情志好转, 大便不干。原方去酒大黄继服 20 剂, 疼痛完全缓解, 病告痊愈。随访 2 个月未见复发。

按: 病变证机主要有二: 一是瘀血留结即疼痛固定不移, 夜间为甚; 一是阴津亏虚, 心烦易怒, 舌红少苔。二者病理变化相互胶结, 则导致病证缠绵不愈。对于年老体弱之人, 特别要注意滋养阴液, 免其热病日久或过用苦寒除湿之品, 都可进一步劫伤阴液, 从而使阴津更加不足。其治以秦艽通络清热; 以桃仁、红花活血化瘀; 以没药、乳香活血止痛; 以鸡血藤活血补血; 以地龙通络理血; 以生地、玄参清热凉血; 以天冬、麦冬清热益阴。方药相互为用, 以建其功。

第二节　过敏性紫癜

过敏性紫癜又称亨－舒综合征，是一种较常见的微血管变态反应性出血性疾病。病因有感染、食物过敏、药物过敏、花粉、昆虫咬伤等所致的过敏等，但过敏原因往往难以确定。儿童及青少年较多见，男性较女性多见，起病前 1～3 周往往有上呼吸道感染史。表现为皮肤瘀点，多出现于下肢关节周围及臀部，紫癜呈对称分布、分批出现、大小不等、颜色深浅不一，可融合成片，一般在数日内逐渐消退，但可反复发作；病人可有胃肠道症状，如腹部阵发性绞痛或持续性钝痛等；可有关节疼痛；肾脏症状，如蛋白尿、血尿等，多见于儿童。治疗包括尽力找出过敏原因并加以避免；使用抗组胺药物如苯海拉明、异丙嗪、安其敏、马来酸氯苯那敏等及糖皮质激素等。

中医学认为病理性质有虚实之分，实证为气火亢盛，血热妄行；虚证有二：一为阴伤虚火妄动，灼伤血络，二为气虚不能摄血，总之，因气火逆乱，血不能循经致络伤血溢，病因以感受外邪，饮食失节，瘀血阻滞，久病气虚血亏为主。西医学认为本病属自身免疫性疾病，由于机体对某些过敏物质发生变态反应而引起毛细血管通透性及脆性增高，导致皮下组织、黏膜及内脏器官出血及水肿。过敏原有细菌（溶血性链球菌、结核杆菌），病毒（风疹、水痘），寄生虫（蛔虫、钩虫）等感染引起，也可由动物性异体蛋白引起，如鱼、虾、蟹等；亦可由抗生素（青霉素、链霉素），磺胺药，解热镇痛药（水杨酸类、保泰松），镇静剂（苯巴比妥类），激素类（雌激素、雄激素），抗结核药（对氨柳酸、异烟肼）等药物引起；还可由其他因素如：寒冷、花粉、外伤、昆虫咬、预防接种等引起。

【临床应用】

徐氏等[4]应用身痛逐瘀汤治疗过敏性紫癜 30 例，取得良好效果。治疗方法：当归 15g，红花 12g，没药、五灵脂、香附各 12g，川芎、桃仁各 10g，牛膝、秦艽、地龙、羌活各 9g，甘草 6g。若血热者加生地、赤芍、牡丹皮、水牛角、大黄；关节痛者加木瓜、桑枝；便血者加白芍、甘草、地榆、槐米；尿血加小蓟、淡竹叶、滑石粉、茅根；体虚加党参、黄芪。水煎每日 1 剂，分 2 次服。治疗结果：本组 30 例，均给予身痛逐瘀汤加减治疗，痊愈（紫癜全部消退，伴有症状全部消失）26 例，占 86.7%；显效（紫癜大部分消退，伴有症状消失或明显缓解）3 例，占 10%；无效（紫癜未见消退，伴有症状无改善）1 例，占 3.3%。疗程最短者 5 天，最长者 32 天。

【典型案例】

段某，女，22岁，工人。1991年4月3日初诊。主诉紫癜反复发作6个月，曾经中西药治疗效果不显。症见：四肢皮肤紫癜，尤以小腿伸侧居多，呈斑丘疹样，大小不等，色紫黑，分布对称，压之不褪色，此愈彼起，且有搔抓痕，伴有关节肿胀疼痛，时有腰痛，食欲不振，精神倦怠，四肢乏力，大便干燥，小便可见肉眼血尿，舌质紫暗，舌尖可见瘀点，脉弦数涩。实验室检查：血液分析示：白细胞 $11.5 \times 10^9/L$，血小板 $127 \times 10^9/L$，中性粒细胞 0.851；尿液分析示葡萄糖（－），蛋白质（＋2），潜血（－），酮体（－）；闭塞性动脉硬化（－）；出血时间、凝血时间均在正常范围内。诊为过敏性紫癜。治以活血化瘀，通络止痛。拟身痛逐瘀汤加减。处方：当归15g，红花12g，没药、五灵脂、香附各12g，川芎、桃仁各10g，牛膝、秦艽、地龙、羌活各9g，木瓜30g，桑枝10g，生地、牡丹皮各15g，小蓟15g，大黄6g（后下），甘草6g。服药4剂紫癜消退过半，余症亦有减轻，效不更方，继进10剂，紫癜全部消退伴有症状均消失，血液分析，尿液分析均为正常。即以归脾汤加仙鹤草、丹参、蒲黄、紫草之类调理善后，随访1年，未见复发。[4]

第三节　神经性皮炎

神经性皮炎是一种常见的皮肤神经功能障碍性皮肤病。其特点是颈、肘、膝及骶尾部出现红斑、丘疹，融合成片，表面粗糙，纹理加深，对称分布，剧烈瘙痒，成年人多见。又称慢性单纯性苔藓。是以阵发性皮肤瘙痒和皮肤苔藓化为特征的慢性皮肤病。神经性皮炎与中医学的"牛皮癣"、"摄领疮"等相类似。常因风湿蕴肤，经气不畅所致。它是一种常见多发性皮肤病，好发于颈部、四肢、腰骶，以对称性皮肤粗糙肥厚，剧烈瘙痒为主要表现的皮肤性疾病。多见于青年和成年人，儿童一般不发病。夏季多发或季节性不明显。分为局限性神经性皮炎和弥漫性神经性皮炎。局限性神经性皮炎：90%以上好发于颈部，其次为肘、骶、眼睑、腘窝等处，首先感觉局部瘙痒，后出现集簇的粟粒至米粒大正常皮色或淡褐色、淡红色多角形扁平丘疹，稍具光泽，复盖少量秕糠状鳞屑，进而丘疹互相融合成片，因痒常搔抓刺激皮肤渐增厚，形成苔藓样变，境界清楚，患处皮损周围常见抓痕，血痂。弥漫性神经性皮炎：皮损表现与局限性神经性皮炎相似，但分布广泛，累及头、四肢躯干等处，陈发性剧痒，尤以夜间为甚，影响睡眠，病程慢性，易反复发作，由于经常搔抓可继发湿疹样改变或继发感染发生毛囊炎，疖等。

常见症状：

1. 本病初发时，仅有瘙痒感，而无原发皮损，由于搔抓及摩擦，皮肤逐渐出现粟粒至绿豆大小的扁平丘疹，圆形或多角形，坚硬而有光泽，呈淡红色或正常皮色，散在分布。因有阵发性剧痒，患者经常搔抓，丘疹逐渐增多，日久则融合成片，肥厚、苔藓样变，表现为皮纹加深、皮嵴隆起，皮损变为暗褐色，干燥、有细碎脱屑。斑片样皮损边界清楚，边缘可有小的扁平丘疹，散在而孤立。皮损斑片的数目不定，可单发或泛发周身，大小不等，形状不一。

2. 神经性皮炎好发于颈部两侧、颈部、肘窝、腘窝、骶尾部、腕部、踝部，亦见于腰背部、眼睑、四肢及外阴等部位。皮损仅限于一处或几处为局限性神经性皮炎；若皮损分布广泛，甚至泛发于全身者，称为泛发性神经性皮炎。

3. 自觉症状为阵发性剧痒，夜晚尤甚，影响睡眠。搔抓后引致血痕及血痂，严重者可继发毛囊炎及淋巴炎。

4. 本病为慢性经过，症状时轻时重，治愈后容易复发。

神经性皮炎在中医学中称为"干癣"、"牛皮癣"、"摄领疮"等，又因其顽固易发而称之为"顽癣"。《诸病源候论》曰："摄领疮，如癣之类，生于颈上，痒痛，衣领拂着即剧，云是衣领揩所作，故名摄领疮。"《外科正宗·顽癣》也说："牛皮癣如牛项之皮，顽硬且坚，抓之如朽木。""皆属风湿凝聚生疮，久则瘙痒如癣，不治则沿漫项背。"历代医家临床上多用凉血清热疏风、养血润燥、健脾渗湿等法为主，并配合外治。一些医籍，如《儒门事亲》、《本草纲目拾遗》等还有用针灸方法治疗顽癣的记载。

【临床应用】

王氏等[5]运用身痛逐瘀汤加减治疗多发性神经炎 52 例，获得满意疗效。本组 52 例中，住院病人 35 例，门诊病人 17 例；男 28 例，女 24 例；年龄最小 17 岁，最大 68 岁；病程最短 3 天，最长 10 年。其中糖尿病引起者 28 例，呋喃类药物中毒者 8 例，异烟肼中毒者 5 例，尿毒症和类风湿关节炎引起者各 3 例，有机磷中毒和肺癌引起者各 2 例，原因不明者 1 例，全部病例均符合多发性神经炎的诊断标准。身痛逐瘀汤：牛膝 20g，地龙 20g，秦艽 10g，香附 25g，川芎 10g，当归 25g，甘草 10g，五灵脂 15g，没药 15g，桃仁 15g，红花 15g，每日 1 剂，水煎分 2 次口服。加减：上肢偏重者加桑枝 15g；下肢偏重者牛膝加量至50g；气虚明显或以麻木为主者加黄芪 50g；血虚明显者加鸡血藤 25g；疼痛较重者加全蝎 2g（研末冲服）；偏寒者加细辛 3～5g；偏热者加苍术15g，黄柏15g。治疗结果：本组52例中，治愈28例，显效12例，好转8例，无效4例，总有效率达92.31%，其中疗程最长的3个月，最短的12天。

王氏等[6]自1999年5月以来，采用身痛逐瘀汤配合走罐疗法治疗股外侧皮神经炎37例，取得了满意疗效。本组37例，为门诊治疗者，均为男性，年龄最小41岁，最大54岁，平均为（46.3±4.2）岁；病程最长13年，最短半年。其中30例患者以往曾服用过中药和西药（药名不详），因疗效欠佳而改用本法治疗。中药疗法，取身痛逐瘀汤，牛膝15g，地龙9g，秦艽9g，羌活6g，川芎9g，当归15g，制香附12g，甘草6g，桃仁12g，没药6g，五灵脂9g，红花12g，延胡索6g，川楝子15g。每日1剂，水煎，早晚2次分服。加减：风邪偏盛选加威灵仙、防风、独活；寒偏盛选加川乌、桂枝、鸡血藤；湿邪偏盛选加防己、薏苡仁、苍术、木瓜；气血虚选加黄芪、重用当归、白术、阿胶、熟地、鸡血藤；肝肾不足选加何首乌、续断、枸杞子、淫羊藿。走罐疗法：取中号孟氏拔罐1只，凡士林适量，患者取平卧位或坐位，自患侧大腿前外侧确定感觉迟钝区后，在患部区域均匀涂抹凡士林，通过调节旋钮使拔罐吸住患部皮肤，调至适宜力度后，术者双手握住罐底，着力于后方，从膝盖上方的梁丘穴处开始，缓缓向前推动，将拔罐推至腹股沟下方的髀关穴处，再向相反方向使力，慢慢往下走罐至膝盖上方的梁丘穴处，来回5~10次，施术完毕。对感觉迟钝区均以此法施术，使患部皮肤潮红有紫黑色瘀点为度，3天施术1次，3次为1个疗程，连用2~3个疗程。本组37例均服用身痛逐瘀汤并随症加减，每日1剂，连服10~30剂，配合走罐治疗，观察疗效结果，轻度者9例，服药10剂，配合走罐治疗4次后症状体征消失，全部治愈（100%）；中度患者18例，服药15剂，配合走罐治疗6次，治愈13例（72.2%）显效3例（16.7%），有效2例（11.1%）；重度患者10例，服药30剂，配合走罐治疗6次以上，治愈6例（60.0%），显效3例（30.0%），有效1例（10.0%）。

王氏等[7]3年来采用身痛逐瘀汤加减先后治疗9例，西药治疗无效，因中毒、糖尿病所致的多发性神经炎，效果比较满意。9例均为门诊病人，男3例，女6例；年龄24~56岁；病程2~3个月药物中毒6例，糖尿病合并症2例，一氧化碳中毒1例。本组病人大多有程度不同的四肢末端麻木，针刺、抽掣样疼痛，指趾感觉障碍，肌肉萎缩，患处皮肤粗糙、脱屑等症状。都经西医学确诊，并经西药治疗效果不佳者。予身痛逐瘀汤加减方：川牛膝20g，桃仁15g，红花15g，没药10g，川芎 15g，当归 20g，地龙 20g，秦艽 15g，全蝎 5g，蜈蚣 3 条，甘草 10g，水煎服，日服 1 剂。加减法：阳虚者，入附子、巴戟天、淫羊藿；气血虚者，入红参、黄芪、熟地、白芍；寒湿者，入川乌、木瓜、苍术；湿热者，入黄柏、苦参。症状消失，随访 1 年未见复发者为痊愈，共 5 例；症状明显减轻或消失 1 年内又复发者为显效，共 2 例；症状减轻为好转，1 例，症状不减轻为无效，1 例。疗程最短 15 天，最长 58 天。

【典型病例】

1. 李某，男，47 岁，教师，因大腿（双侧）前外侧麻木疼痛 7 年，加重半年，于 2000 年 9 月 7 日就诊。患者自述 7 年前因有急事，骑自行车 10 余里回家，一路蹬车未停，第 2 天自觉双侧大腿麻沉、疼痛不适，之后渐加重。曾服用多种中西药（不详）治疗，疗效不佳，2000 年 3 月以来，病情明显加重。讲课时站立时间超过 2 小时不能坚持，自觉两大腿外侧寒凉、酸胀、麻木疼痛，遇冷风病情加重。检查：两大腿前外侧无红肿，用大头针测试其痛觉明显减退，左侧感觉迟钝区 15.2cm×6cm，右侧为 10cm×5cm，触诊患侧皮肤温度明显低于正常区域皮温。诊断：股外侧皮神经炎（双侧）。取身痛逐瘀汤加独活、桂枝，1 剂/日，连服 15 剂，配合走罐治疗，半月后患者患部寒凉感消失，麻木疼痛显著减轻，继续服药 5 剂，配合走罐治疗 2 次后，症状消失，1 年后随访未复发。[7]

2. 张某，女，20 岁，某柴油机厂干部。1 年前，因患膀胱炎口服呋喃啶治疗 15 天，病愈停药。20 天后四肢远端麻大，感觉障碍，时针刺样疼痛。经市某医院诊为药物中毒多发性神经炎，经维生素 B 族类药物治疗数月无效，于 1995 年 6 月 10 日来诊。症见面色不华，神疲肢倦，四肢末端不温，局部色暗粗糙脱屑，指趾麻木达腕踝，时针刺样疼痛，入夜尤甚，对痛温触感觉障碍，双手活动不灵活，行走不稳，舌淡红，苔白，脉沉涩。证属寒湿阻滞，络脉不畅。治拟活血化瘀，散寒除湿。方选身痛逐瘀汤加减：川牛膝 20g，红花 15g，桃仁 15g，没药 10g，川芎 15g，当归 20g，地龙 20g，秦艽 15g，制川乌 10g，木瓜 15g，苍术 10g，全蝎 5g，蜈蚣 3 条，甘草 10g，水煎服。服药 5 剂后，四肢渐温，麻木刺痛减轻，守原方再投 7 剂。三诊时，麻木仅限于指趾，刺痛发作次数明显减少，双手活动比过去灵活，行走基本正常，予原方减木瓜、苍术、川乌，加黄芪 30g，再服 25 剂，诸症消失，随访 1 年，未见复发。[7]

按： 股外侧皮神经炎，属中医学的"皮痹"、"肌痹"范畴，本病的发生为营卫气虚风寒湿邪乘虚而入，瘀血阻滞血络所致。《张氏医通》曰："皮痹者即寒痹也"，中医学还认为"风寒湿三气杂至，合而为痹，治宜祛风除湿，散寒通络。身痛逐瘀汤有活血通络，宣痹止痛之功。经加减变化后，使之祛瘀通络之力增强。方中川牛膝、桃仁、红花、没药、川芎活血化瘀；当归和血养血；地龙、秦艽宣痹；全蝎、蜈蚣通络止痛；甘草缓和诸药。诸药相伍，使瘀去，脉络通畅，气血运行正常，四末得养，从而使受损之神经，恢复正常。

第四节　结节性红斑

结节性红斑是一种肤生红色结节，绕胫（小腿）而发，红斑排成一条条索状，形如瓜藤缠绕在树干上，故中医学称之为"瓜藤缠"。本病为常见病、多发病，总发病率约占人口的1%左右，常见于春秋季节，多见于青年女性，多数发病年龄在20～40岁。皮损多见于小腿伸侧，少见于大腿及前臂，急性过程，3～6周可以自愈，不留痕迹，但易于反复。

结节性红斑的致病因素很多，也比较复杂。最早报道为链球菌感染，观察发现结节性红斑在症状发生之前，约有80%以上的患者有呼吸道感染症状，其中50%左右是溶血性链球菌引起的咽炎，扁桃体炎，一般在感染3周内发病。药物因素也可引起本病，过去一直认为磺胺、溴剂和碘剂均有可能致病，近年来发现口服避孕药物也可引发本病。中医学则认为，素禀血热内蕴之体，或过食辛辣炙热，郁久化热，湿热下注凝滞血脉，使气血运行不畅，瘀而成结或脾虚湿盛，阳气不足，腠理不固以致风寒湿邪乘虚而入，流注经络而成结节。

结节性红斑以双胫对称发生梅核大小疼痛性结节为主要症状。发病之初多有发热及关节痛，皮损常突然发生，小若梅李，大似红枣，少则数个，多达数十。对称出生，绕胫而发，尤以胫前居多。如瓜藤所缠，微隆皮面，皮肤紧绷周围肿胀，触之灼热而疼痛。其色由鲜红渐为紫红最后变为黄色，自行消退。结节可持续数天或数周，缓慢消退，多无溃疡，不会留疤痕，但可反复发生。少数侵及大腿，上臂伸侧，面颊，但一般结节小而浅。

中医学中无结节性红斑这一病名，从临床审证求因，一般归属于中医学"风湿热痹"之范畴，为湿毒流注，或瘀血凝滞。对本病的专门名词，因其结节如梅核，色红漫肿，有诊断为"梅核丹"、"梅核火丹"者，也有诊为"瓜藤缠"者。如《外科大成》载："瓜藤缠生于足胫，结核数枚……属足阳明经湿热。"还有诊为"腿游风"者。这是根据《医宗金鉴》之"腿游风，此证两腿内外，忽生赤肿，形如堆云，皴热疼痛"的症状描述而定的。也有将此归属于"痰核"范畴。综观上述各种命名，皆是从其局部病证"结节"、"红斑"立论，其中以"梅核丹"的命名较为确切，盖结节似梅核，丹呈红色，二相合拍。中医学治疗本病常分成三型辨证施治。血热内蕴型，主要症状为：结节呈梅核大小，其色鲜红灼热疼痛，伴发热口渴，关节肿痛，步履艰难，便结溲赤；湿热下注型，主要症状为结节大如红枣，绕胫而发，如瓜藤所缠，时有疼痛，关节沉重酸痛，腿脚浮肿，压之有凹，伴周身乏力，困倦嗜卧，小便黄浊；寒湿阻络型：主要症状为结节绕胫而发，如梅似李，其色淡红或紫暗，反复发作，经年不愈，遇寒尤甚，伴面色㿠白，手足厥冷。

【临床应用】

毛氏[8]运用身痛逐瘀汤治疗结节性红斑 56 例，并与对照组 30 例对照，疗效满意。86 例均系女性患者，年龄最小 16 岁，最大 49 岁，其中 16～30 岁，52 例，31～49 岁 34 例；病程 1 个月者 56 例，6 个月以上 24 例，1 年以上 6 例；白细胞计数 10×10^9～13×10^9/L 35 例，血沉加快 25～37mm/h 17 例。随机分为治疗组 56 例，对照组 30 例，两组一般资料具有可比性。节无变化或有新的皮损出现。结果治疗组 56 例中，治愈 48 例（85.7%），好转 6 例（10.7%），未愈 2 例（3.6%），总有效率 96.4%，服药最少 7 天，最长 32 天，平均 22 天；对照组 30 例中，治愈 13 例（43.3%），好转 7 例（23.3%），未愈 10 例（33.4%），总有效率 66.7%，服药最少 10 天，最长 36 天，平均 27 天。

参考文献

[1] 王海林. 养阴活血法治疗带状疱疹后遗神经痛 24 例. 齐齐哈尔医学院学报，2006，27（2）：174.

[2] 孙力. 益阴活血法治疗老年带状疱疹后遗症. 四川中医，2004，22（10）：87.

[3] 黄榕. 身痛逐瘀汤治疗老年人带状疱疹后遗神经痛 67 例. 医学理论与实践，2004，17（3）：306.

[4] 徐振华，王晓梅. 身痛逐瘀汤加减治疗过敏性紫癜 30 例. 实用中医药杂志，1995，6：44.

[5] 王成武，陈钰，王徐来. 身痛逐瘀汤加减治疗多发性神经炎 52 例. 长春中医学院学报，1994，2.

[6] 王永彬，陈祥胜. 身痛逐瘀汤配合走罐疗法治疗股外侧皮神经炎 37 例疗效观察. 临沂医学专科学校学报，2004（26）：64.

[7] 王强，王丽梅. 身痛逐瘀汤加减治疗多发性神经炎 9 例. 黑龙江中医药，1997，4.

[8] 毛水乔. 身痛逐瘀汤治疗结节性红斑 56 例. 浙江中医学院学报，1999，23（2）.

下 篇

实验研究

第一章

身痛逐瘀汤主要药物的药理研究

一、当归

（一）主要化学成分

当归含有挥发油，油中含藁本内酯、正丁烯酰内酯、当归酮、香荆芥酚等，另含水溶性成分阿魏酸、丁二酸、尿嘧啶、腺嘌呤、烟酸等，此外尚含有当归多糖、蔗糖和多种氨基酸，以及维生素 A、B$_{12}$、E 和多种人体必需的元素等。

（二）药理作用

1. 对心血管系统的作用

（1）对心脏的作用　离体蟾蜍心脏灌流实验表明，当归煎剂或根及叶中所含挥发油可使心肌收缩频率明显受到抑制。当归流浸膏可以使兔离体心房不应期延长，对乙酰胆碱或电流引起的麻醉猫及犬心房纤颤有治疗作用，上述奎尼丁样作用的有效成分，主要存在于醚提取物中。另据报道，当归流浸膏及醚提取物能降低心肌兴奋性，使不应期显著延长。周远鹏等的研究表明，当归注射液静脉注射可使部分麻醉狗因反复短暂阻断冠脉血流造成实验性心肌缺血程度减轻、心率减慢；但对清醒狗则使心肌缺血程度加重，心率加快。另据报道，当归煎剂、水提物及其有效成分阿魏酸钠均能增加小鼠心肌摄取^{86}Rb 的能力，使心肌营养性血流量分别增加 36.3%、40.6% 和 46%，说明当归能使心肌毛细血管开放增多。静脉注射当归注射液能减少麻醉犬冠脉闭塞时心肌梗死范围（$P < 0.001$）。

（2）抗心律失常作用　当归水提取物和乙醇提取物，对肾上腺素、强心苷和氯化钡等诱发的多种动物心律失常都具有明显的对抗作用。离体豚鼠心室肌实验表明，当归醇提取物及阿魏酸钠注射液能对抗羊角拗苷及哇巴因中毒所致的心律失常，使之转为正常节律；当归还可减慢洋金花引起的大鼠心律加快作用。静脉注射醇提取液时，对乌头碱诱发的麻醉大鼠心律失常亦有明显的预防作用（$P < 0.001$）。另有报道，肌内注射当归流浸膏不能预防及治疗乌头碱所致各种心律失常，且不能对抗氯仿所致的心律失常，也不能提高家兔左心室致颤阈值。朱玉真等对当归的水溶成分中的当归总酸进行了抗心律失常作用的研究，结果表明当归总酸对氯仿－肾上腺素、乌头碱、氯化钡等诱发的动物药物型心律失常有明显的保护作用，其抗心律失常作用可能与降低心脏兴奋性、延长心肌不应期有关。

（3）对冠脉血流量和心肌氧耗量的影响　湖北医学院药理教研室的研究表明，当归浸膏有显著扩张离体豚鼠冠脉作用，增加冠脉血流量。复方当归注射液可扩张冠脉，增加冠脉流量对抗实验家兔心肌缺血。当归注射液对部分麻醉犬因阻断冠脉前降支血流造成的急性心肌缺血有减轻作用，而对部分清醒犬则仅有增加心肌缺血作用。

（4）对血管、血压和器官血流量的影响　有报道用 25% 当归煎剂蟾蜍血管灌流时，有收缩血管的作用，25% 当归煎剂蟾蜍血管灌流时，有收缩血管的作用，而兔耳血管灌流时却使血管舒张。除去 K^+ 的 2% 当归浸膏洛氏液灌流，使离体兔耳血管明显收缩，流量显著减少；也不能对抗氯化钾引起的离体家兔主动脉血管平滑肌的收缩。水提醇沉液 $1 \sim 4g$（生药）/kg 静脉注射时，麻醉犬动脉血压明显降低。研究报道还表明，本品对去甲肾上腺素动脉注射引起的麻醉犬血管痉挛和血流量减少有温和的缓解作用。当归对外周血管扩张作用不受普萘洛尔或酚妥拉明的影响，但阿托品以苯海拉明可减弱其扩血管增加股动脉血流量的作用。提示本品扩血管作用与 α 或 β 受体无关，而与 M 受体及组胺 h_1 受体兴奋有关。另据资料报道，当归所含挥发成分主要引起血压上升，而非挥发性成分则引起血压下降，其上升或下降程度与剂量大小成正比，但血压总的趋势是下降。故静脉注射给药时，可使犬及家兔血压均下降。降压原因早期的研究认为可能与直接抑制心脏有关。新近的研究证明，当归并不影响心泵功能，不降低心输出量也不引起心搏指数的明显变化。日本学者的实验亦证明，当归在降压的同时亦可使眼压降低，房水生成量减少，并证实降压作用和血管扩张不受神经阻断剂的前处理影响，故认为这种作用是末梢性的，同时也有中枢因素。国内学者证实当归扩血管作用可能与胆碱能受体和组胺受体兴奋有关。综上所述，当归对血管作用的机制较为复杂，尚待进一步研究。

（5）降血脂及抗实验性动脉粥样硬化作用　据江苏新医学院的研究资料，当归粉 1.5g/kg 对大鼠及家兔实验性高血脂症有降低血脂作用，其降血脂作用不是由于阻碍胆固醇的吸收所致。含 5% 当归粉的食物及相当于此量的当归油及其他提取物，取实验性动脉硬化大白鼠的主动脉病变有一定保护作用。沈阳军区总医院的报道表明复方当归注射液（当归、川芎、红花）能增强麻醉犬及离体兔心冠脉流量、预防垂体后叶素引起的 T 波增高及对抗其所致心率减慢，降低实验性高脂血兔甘油三酯，还能明显增高冠心病及脑动脉硬化病人纤维蛋白溶酶活性。

2. 对子宫平滑肌的双重作用

（1）对离体子宫的作用　吕富华等报道了甘肃岷县当归含有兴奋和抑制子宫平滑肌的两种成分，具有双向性作用。抑制成分主要为挥发油，兴奋成分为水溶性或醇溶性而乙醚不溶性的非挥发性物质。同年吴葆杰等亦报道，当归对离体子宫与在体子宫作用不同，煎剂或乙醇浸膏对离体子宫抑制作用占优势（对在体子宫，则主要呈兴奋作用）。皮西萍的实验表明，酒浸膏及水浸膏于首次用药呈抑制，冲洗恢复后再给药则呈兴奋作用。当归流浸膏主要为兴奋，大剂量有时呈抑制作用。

（2）对在体子宫的作用　吕富华和皮西萍等的报道表明，当归煎剂、酊剂、石油醚浸液、水浸液等各种制剂对麻醉狗、猫、兔等动物的未孕、早孕、晚孕和产后各种在体子宫主要呈兴奋作用。而慢速静脉注射煎剂，则少数呈抑制作用，当去除挥发油后再慢速静脉注射仍呈明显兴奋作用。由此说明当归挥发油具有抑制在体子宫肌的作用。

（3）对子宫瘘管的作用　吕富华等报道口服当归煎剂对清醒未孕成年家兔的子宫瘘管，当子宫内未加压时呈抑制作用；如子宫内加压时，则由不规则、较弱、间隔短的收缩转变成规则有力、间隔延长的收缩。但静脉注射当归酊剂仅有不明显的兴奋作用。说明当归具有调节子宫平滑肌收缩，解除痉挛而达到调经止痛功效。

3. 对血液系统的作用　当归一直被中医视为补血要药，用于血虚证的治疗。曾有人认为，当归的补血作用可能与含维生素 B_{12} 有关。也有研究表明，单味当归并不能显著地促进失血性贫血动物红细胞和血色素的恢复。

（1）对血小板聚集的抑制作用　尹钟洙等报告了当归及其成分阿魏酸对大鼠血小板聚集性和 5 - hT 释放的影响。结果表明，当归水剂在试管内当浓度为 200 ~ 500mg/mL，阿魏酸 0.4 ~ 0.6mg/mL 时抑制二磷酸腺苷和胶原诱导的大鼠血小板聚集，抑制率为 38% ~ 88%，比阿司匹林（36%）要强。静脉注射当归 20g/kg 5 分钟后对二磷酸腺苷和胶原诱导的大鼠血小板聚集有明显的抑制作用。阿魏酸钠 0.2g/kg 和 0.1g/kg 静脉注射时分别抑制二磷酸腺苷和胶原诱导的大鼠血小板聚集抑制率与阿司匹林相似。进一步证明当归和阿魏酸抑制血小板聚集系通过抑制血小板释放反应。在某些药理活性方面，当归及其成分阿魏酸和阿司匹林有相似之处。阿司匹林的抗炎作用和抑制血小板聚集有关。宋芝娟等对当归抑制血小板聚集的机制作了进一步的报道，将猪血小板膜与 $20umol/L$ v32p - ATP 及不同含量的当归注射液（当归浸出液的灭菌水溶液，含当归5%）37℃反应5分钟，或完成整猪血小板与 32pi 及不同含量的当归注射液30℃孵育2小时，32p 标记的磷脂酰肌醇 - 4 - 单磷酸通过薄层层析法分离，放射自显影响定位，液体内烁计数定量。结果表明，当归注射液可强烈抑制猪血小板膜磷脂酰肌醇磷酸化，并对 32pi 掺入完整血小板磷脂酰肌醇 - 4 - 单磷酸有抑制作用。推测当归能通过下面途径发挥其药理作用：当归注射液中的有效成分进入细胞后，通过抑制 PI 激酶的活性从而抑制 PI 向 PIP 的转化。PIP 生成的减少导致 PIP2 生成亦减少，最后导致 IP3、DG 等第二信使的减少，从而抑制血小板聚集。寺泽等用血纤维蛋白质平板法观察证实，当归有轻度促进纤溶作用。有人观察证实，当归热水提取物中的乙酸乙酯可溶部分能显著地延长血凝时间。综上所述，当归抑制血小板聚集是多种活性成分的综合效果。

（2）抗血栓作用　徐俊杰报道，急性缺血性脑中风病人经当归治疗后，血液黏滞性降低，血浆纤维蛋白原减少，凝血酶原时间延长，红细胞和血小板电泳时间缩短。血液流变学研究表明，当归可能通过降低血浆纤维蛋白原浓度，增加细胞表面电荷，而促进细胞解聚，降低血液黏度。1985年国外学者研究亦表明，口服当归提取物（含藁本内酯）后有降低血液黏度作用，作用时间较东当归提取物（藁本内酯含量比当归低数倍）长。由此认为，当归的抗血栓作用可能与抑制血小板聚集和降低血液黏滞性有关，藁本内酯可能是其有效成分之一。

（3）对造血系统的影响　早期的报道表明，当归水浸液给小鼠口服能显著促进血红蛋白及红细胞的生成。其抗贫血作用可能与所含的维生素 B_{12}、烟酸、亚叶酸及生物素、叶酸等成分有关。较近的研究表明，阿魏酸钠有抗 O_2 及 H_2O 对红细胞的氧化作用，使膜脂质过氧化产物丙二醛减少，可明显降低由丙二醛引起的溶血作用。在阿魏酸钠存在下，镰刀型贫血患者红细胞脂质过氧化物丙二醛随阿魏酸钠浓度增加而减少，阿魏酸钠可明显降低补体溶血，抑制补体 3b 与红细胞膜的结合；对补体激活及红细胞变性无影响。当归是中医学补血、活血要药。实验研究证明，当归多糖能增加外周血红细胞、白细胞、血红蛋白及骨髓有核细胞数，这种作用特别是在外周血细胞减少和骨髓受到抑制时尤为明显。葛忠良等体外培养亦证明当归多糖能显著刺激正常和骨髓抑制一贫血小鼠的粒、单系祖细胞的增殖，其机制可能与促进机体分泌粒、单系集落刺激因子有关。对荷瘤小鼠的粒、单系祖细胞也表现为促进作用。

4. 对免疫系统的作用 江田昭英报道，当归可明显抑制抗体的产生，其水提物每天静脉注射 100mg/kg 的作用相当于免疫抑制剂硫唑嘌呤 5～10mg/kg 的作用。以羊红细胞免疫小白鼠，溶血空斑试验证明当归亦有轻度抑制抗体形成细胞的作用。某教研组用免疫特异玫瑰花环方法试验，当归煎剂灌胃能显著增加小鼠玫瑰花形成数，小鼠脾脏体积增大，重量显著增加，即脾细胞总数增多。当归还能显著增强动物腹腔巨噬细胞的吞噬功能，提高网状内皮系统对染料的廓清速度。马世平等研究了当归补血汤及其组成药物对红细胞免疫功能的影响，结果表明，当归补血汤以及组成药物当归、黄芪均能提高小鼠红细胞 C3b 受体花环率，降低红细胞免疫复合物花环率。若动物给予泼尼松龙，其免疫功能受损的同时灌胃当归补血汤及当归、黄芪，则受试动物低下的免疫功能得以明显改善。也有实验表明，口服当归或当归补血汤煎剂，对玫瑰花形成细胞数无明显影响，但可提高血清抗体效价。另据报道，当归多糖能显著提高小鼠对牛血清蛋白诱导迟发性超敏的反应性。

5. 护肝作用 当归对小白鼠急性四氯化碳中毒引起的肝损伤具有保护作用。熊希凯等报道，当归注射液能防止 D－氨基半乳糖引起的大鼠肝糖元减少，能保护细胞三磷酸腺苷酶、葡萄糖－6－磷酸酶、5－核苷酸酶的活性。另有报道，对正常动物，当归并不影响肝糖元含量，也不影响肝脏对葡萄糖的利用，但可使其内源性呼吸增强。罗和生等报道，给大白鼠肌内注射 25% 当归注射液（10mL/kg 体重）对 D－氨基半乳糖所致肝细胞核损害具有一定的保护作用，组织切片观察，当归组的肝细胞核大小一致，除少数肝细胞核呈轻度异形外，大多数肝细胞核形态正常，而盐水组和维生素 C 组则由于 D－氨基半乳糖抑制 RNA 的合成而致肝细胞核损害，可见肝细胞核大小不一，高度异形性，核仁粗大呈高电子密度，染色质边集。提示当归对保护肝细胞和恢复肝脏某些功能有一定作用。此外，研究还表明，当归对慢性肝损害有一定减轻纤维化和促进肝细胞功能恢复作用。对实验性肝叶切除有一定促进肝再生作用。并有颉颃黄曲霉素 B_1 所致大鼠实验性肝癌作用。

6. 抑制肿瘤的作用 稆国权等对甘肃岷县当归的五种多糖样品进行小鼠体内抗肿瘤药物筛选，结果各多糖样品对大鼠移植性肿瘤 EC、Hep、S180、Lewis、B_{16} 等瘤株具有一定程度的抑制作用，其肿瘤生长抑制率可达 39%，副作用较少，且可长期用药。如将当归多糖与某些化学药联合应用，可望在治疗上起到协同作用，并能减轻化疗药物的副作用。有人报道，给接种 EC 的小鼠东当归多糖可明显延长动物生存期。若东当归多糖与巨噬细胞激活因子同时存在时，激活的巨噬细胞可表现对 EL－4 白血病细胞的溶细胞作用。但目前还不清楚当归多糖的抗肿瘤活性是否与体内介导干扰素的产生、激活巨噬细胞和（或）自然杀伤细胞有关。顾远锡等观察到当归多糖对正常小鼠、肿瘤小鼠和 X线照射的肿瘤小鼠的外周血 T 和 B 淋巴细胞数量有明显影响。故有人推测当归多糖的抗肿瘤作用可能同增加机体免疫功能有密切关系。

7. 抗辐射作用 梅其炳等观察了当归多糖对小鼠急性放射病的防护作用。预防性给予当归多糖对受照小鼠的造血组织有一定的辐射防护作用。可显著促进骨髓和脾脏造血功能恢复，能防止胸腺继发性萎缩，也能提高照射 30 天小鼠的存活率。当归多糖对受照小鼠的造血细胞亦有辐射防护作用，照射前 sc 当归多糖能增加照射小鼠脾脏内源性造血灶形成，提高受照小鼠骨髓有核细胞计数，当归多糖对小鼠骨髓造血干细胞 CFU－C 和 CFU－S 的放射敏感性影响较少，但能防止照射后效应，能显著促进小鼠骨髓造血干细胞 CFU－S 和 CFU－C 的恢复，这可能是抗辐射作用原理之一。

8. 镇痛作用 田中重雄等报道，东当归水提物及乙酰水杨酸钠对肌内注射醋酸引起的扭体反应的 ID_{50} 分别为 65.9 （生药） mg/kg 及 114.3/kg，说明东当归镇痛作用强度为乙酰水杨酸钠的 1.7 倍。山田阳城亦报道，日本产东当归 （Angelicaacutiloba Kitagaiva） 热水提取物给予小鼠 （WHittle 法），其中镇痛效果 ED_{50} 为 137mg/kg （干品），与标准制剂的乙酰水杨酸钠相比，东当归提取物对 Writhing 的抑制作用（抗侵害作用）强 1.7 倍；两者血管通透性抑制作用（抗炎症）效力相等，但东当归毒性较低。其镇痛活性成分（也是活性最强的成分）是聚乙炔化合物镰叶芹醇和镰叶芹酮。前得比氨基吡啉作用强，且急性毒性极低。以 Writhing 抑制活性比较不同品种当归的镇痛作用，结果为东当归与中国产当归 （Angelicasinensisdiels） 相近，比北海当归 （Angelicaacu-tilobakitagawavar. sugiyanmahikino） 强 2.9 倍。有人认为当归的镇痛物质可能是镰叶芹醇、镰叶芹酮、胆碱和东莨菪内酯。

9. 抗炎作用 早期的研究表明，当归水提出物能降低血管通透性。小鼠口服 185.9mg （生药） /kg 对血管通透性的 ID_{50} 与口服乙酰水杨酸钠 201.1mg/kg 作用相当，即其作用为后者 1.1 倍，且亦似乙酰水杨酸钠能抑制血小板中致炎物质如 5－HT 的释放，从而产生抗炎作用。1991 年胡慧娟等从多方面观察了当归的抗炎作用，结果表明当归水煎液 （含生药 1g/mL） 对 3 种致炎剂 （即 1% 角叉菜胶、2.5% 甲醛、新鲜鸡蛋清）引起的急、慢性炎症均有显著的抑制作用，摘除双侧肾上腺后其抗炎作用仍然存在；并能降低大鼠炎症组织前列腺素 E_2 的释放量，降低豚鼠补体旁路溶血活性，但不能颉颃组织胺的致炎作用。

10. 对中枢神经系统抑制作用　当归对中枢神经系统的抑制作用早有报道。日本学者报道日本太和当归挥发油有镇静、催眠、镇痛、麻醉等作用。

11. 抗菌作用　当归对体外痢疾、伤寒、副伤寒、大肠杆菌、白喉杆菌、霍乱弧菌及 α、β 溶血性链球菌等均有抗菌作用。口服本品可减少小鼠毛细血管通透性。外用能加速兔耳创面愈合，使局部充血、白细胞和纤维浸润，新生上皮再生，对局部组织有止血和加强末梢循环作用。说明当归有抗菌、消炎作用。临床可用于化脓性上颌窦炎、急性肾炎、髂静脉炎、硬皮病及牛皮癣等病证。当归热水提取物对慢性风湿性病实验动物模型在其佐剂关节炎急性发作时有明显的抑制作用。

12. 平喘作用　中医学认为，当归主治咳逆上气。有报道证明，当归成分正丁烯酰内酯和藁本内酯对气管平滑肌具有松弛作用；并能对抗组胺－乙酰胆碱引起的支气管哮喘。

二、川芎

（一）主要化学成分

川芎含有挥发油、生物碱（如川芎嗪等）、酚性物质（如阿魏酸等），以及内脂素、维生素 A、叶酸、蔗糖、脂肪油等。

（二）药理作用

1. 川芎嗪能抑制血管、气管平滑肌收缩，解除血管、气管平滑肌（主动脉条）痉挛（肾上腺素、氯化钾引起）；扩张冠状血管，增加冠脉血流量。对抗垂体后叶素引起的心肌缺血缺氧。减轻结扎冠脉引起的心肌梗死病变程度；扩张脑血管易透过血脑屏障，脑内分布较多；能降低血小板表面活性，抑制血小板聚集，预防血栓的形成；改善微循环；还具有抗维生素 E 缺乏的作用。

2. 阿魏酸对免疫系统有特异性调节作用，能增加冠脉流量，阻断 α 受体，抑制主动脉收缩，对宋内痢疾杆菌、大肠杆菌及变形、绿脓、伤寒、副伤寒杆菌等有抑制作用。

三、桃仁

（一）主要化学成分

桃仁含有苦杏仁苷、苦杏仁酶、尿囊素酶、维生素 B_1、24－亚甲基环木菠萝烷醇，柠檬甾二烯醇，7－去氢燕麦甾醇，野樱苷，β－谷甾醇，菜油甾醇，β－谷甾醇－3－O－β－D－吡喃葡萄糖苷，菜油甾醇－3－O－β－D－吡喃葡萄糖苷，β－谷甾醇－3－O－β－D－（6－O－棕榈酰）吡喃葡萄糖苷，β－谷甾醇－3－O－β－D－（6－O－油酰）吡喃葡萄糖苷，菜油甾醇－3－O－β－D－（6－O－棕榈酰）吡喃葡萄糖苷，菜油甾醇－3－O－β－D－（6－O－油酰）吡喃葡萄糖苷，甲基－α－D－呋喃果糖苷，甲基－β－D－吡喃葡萄糖苷，色氨酸，葡萄糖及蔗糖。还含绿原素，3－咖啡酰奎宁酸，3－对香豆酰奎宁酸，3－阿魏酰奎宁酸，甘油三油酸酯。又从桃仁中分离到 2 种蛋白质成分 PR－A 和 PR－B，有强的抗炎镇痛药理活性。桃仁油富含不饱和脂肪酸，主要为油酸和亚油酸。

（二）药理作用

1. 抗凝血作用　本品有抗凝和较弱的溶血作用，对血流阻滞、血性障碍有改善作用，能增强脑血流量。本品水煎醇沉液可使离体兔耳静脉血管流量增加，有舒张血管作用。给麻醉犬动脉注射，能增加股动脉血流量及降低血管阻力，对血管壁有直接扩张作用。本品还有抑制血液凝固和溶血作用。桃仁提取物 50mg/mL，脾动脉内给药可使麻醉大鼠肝脏微循环内血流加速，并与剂量相关，提示对肝脏表面微循环有一定的改善作用。
2. 抗炎作用　本品的蛋白成分中的两个均一蛋白成分，静脉注射给药，对二甲苯所致小鼠耳急性炎症反应，均有显著抑制作用。
3. 对呼吸中枢呈镇静作用
4. 抗过敏作用　桃仁水提物能抑制小鼠血清中的皮肤过敏抗体及鼷鼠脾溶血性细胞的产生，其乙醇提取物口服能抑制小鼠含有皮肤过敏性抗体的抗血清引起的被动皮肤过敏反应的色素渗出量。
5. 脂肪油有润肠缓下的作用

四、红花

（一）主要化学成分

红花含有红花黄素、红花苷、红花素、红花醌苷、红花多糖及新红花苷。另含挥发油，主要为棕榈酸、硬脂酸、花生酸、油酸、亚油酸等。

（二）药理作用

1. 对心血管系统的作用　红花水提取物能轻度兴奋心脏，使心跳有力，振幅加大；大剂量则对心脏有抑制作用，使心率减慢，心肌收缩力减弱，心搏出量减少。红花水提取物及红花水溶性混合物 - 红花黄色素有增加冠脉血流量及心肌营养性血流量的作用。红花可使因垂体后叶素引起的大鼠或家兔急性心肌缺血有明显保护作用；可使反复短暂阻断冠状动脉血流造成麻醉犬急性心肌缺血的程度明显减轻，范围缩小，心率减慢，并保护急性心肌梗死区的边缘，从而缩小梗死范围及降低边缘区心电图 ST 段抬高的幅度，从而改善缺血心肌氧的供求关系。红花煎剂、红花黄色素及其他制剂对麻醉猫或犬均有不同程度的迅速降压作用，平均血压下降 2.7kPa 左右，持续约 30 分钟后恢复。

2. 对动物耐缺氧的作用　红花黄色素在常压、减压缺氧的状态下，都有明显的抗疲劳作用。动物实验表明对脑、心肌的缺血性缺氧状态都能延长其存活时间。

3. 对子宫的作用　红花煎剂对各种动物，不论是已孕还是未孕子宫均有兴奋作用，甚至发生痉挛，对已孕的子宫尤为明显。

4. 对神经系统的作用　红花降低卒中发生率可能与减轻脑水肿有一定关系。由于红花可使支循环扩张，增加脑缺血区的血流量，从而减轻脑水肿。红花又能减轻脑组织中单胺类神经介质的代谢紊乱，使下降的神经介质恢复正常或接近正常。这可能也是红花减轻脑水肿的机制之一。

5. 此外，红花还具有镇痛、镇静、抗炎作用；红花多糖具有免疫活性。

五、秦艽

（一）主要化学成分

秦艽含有秦艽生物碱甲、乙、丙和龙胆碱、龙胆次碱及龙胆苦苷，以秦艽生物碱甲最多。另含有挥发油及糖类。

（二）药理作用

秦艽能通过神经体液系统间接影响脑垂体，促使肾上腺皮质功能加强，皮质激素分泌增加，使关节炎症状减轻，消肿加快。此外，还有镇静、镇痛、解热、升高血糖、抗菌、利尿的作用。秦艽水浸剂对皮肤真菌有不同程度的抑制作用。乙醇浸液对炭疽杆菌、副伤寒杆菌、葡萄球菌、肺炎双球菌均有抑制作用。

六、羌活

（一）主要化学成分

羌活含挥发油、β-谷甾醇、欧芹属素乙、有机酸和生物碱。

（二）药理作用

羌活注射液有镇痛及解热的作用，并对皮肤真菌、布氏杆菌有抑制作用。羌活水溶部分有抗实验性心律失常作用。挥发油亦有抗炎、镇痛、解热作用，并能对抗脑垂体后叶素引起的心肌缺血和增加心肌营养性血流。

七、牛膝

（一）主要化学成分

牛膝中含促脱皮甾酮、牛膝甾酮及三萜皂苷，又含多种多糖、生物碱类及香豆素类化合物。

（二）药理作用

牛膝醇浸剂对大鼠甲醛性关节炎有明显的抑制作用；提取的皂苷对大鼠蛋清性关节炎，也有促进性肿胀消退的明显作用。对子宫的作用，因动物种类不同及是否怀孕而异，对家兔已孕及未孕子宫及小鼠子宫均显兴奋作用；对猫子宫未孕者弛缓，已孕者兴奋。川牛膝提取物有抗生育和着床作用，以苯提取物最明显，有降压和利尿的作用。所含昆虫变态甾体激素具有强的蛋白质合成促进作用；所含脱皮急速有缩短桑蚕龄期的作用。

八、地龙

（一）主要化学成分

参环毛蚓和背暗异唇蚓含溶血成分：蚯蚓素；解热成分：蚯蚓解热

碱；有毒成分：蚯蚓毒素等。还含6-羟基嘌呤、黄嘌呤、腺嘌呤、鸟嘌呤、胍、胆碱，以及丙氨酸、缬氨酸、亮氨酸、苯丙氨酸、酪氨酸、赖氨酸等氨基酸。我国市面出售的赤子爱胜蚓和美国红蚓即红色爱胜蚓的杂交种，称为"大平二号蚓"，其中含有天冬氨酸、苏氨酸、丝氨酸、谷氨酸、甘氨酸、丙氨酸、缬氨酸、蛋氨酸、异亮氨酸、亮氨酸、酪氨酸、苯丙氨酸、赖氨酸、组氨酸、精氨酸、脯氨酸和锌、铜、铁、铬、硒、钼、镁等元素。近年从赤子爱性蚓体内找出血小板活化因子，其前体物质1-O-烷基-2-酰基-sn-甘油-3-磷酸胆碱占磷脂酰胆碱的比例高达61.4%。

（二）药理作用

广地龙酊剂、干粉混悬液、热浸液、煎剂等均有缓慢而持久的降压作用。广地龙次黄嘌呤具有显著的舒张支气管作用，并能颉颃组织胺及毛果芸香碱对支气管的收缩作用；但从广地龙中提取一种引湿性淡黄色针状结晶，则对离体和在体子宫有兴奋作用。水煎剂及蚯蚓解热碱均有良好的解热作用。热浸液、醇提液有镇静、抗惊厥的作用。

九、五灵脂

（一）主要化学成分

五灵脂含有尿素、尿酸、维生素 A 类物质及多种树脂和多糖。

（二）药理作用

1. 对心血管系统的作用 五灵脂 20mg/kg 股动脉注入使麻醉狗股动脉血流量增加，血管阻力降低。五灵脂水提液 200ug/mL 可显著降低大鼠乳鼠体外培养心肌细胞的耗氧量。

2. 抗凝作用 五灵脂水提液 2.0g/mL 有增强体外纤维蛋白溶解作用。

3. 对子宫的作用 五灵脂水煎剂 2.0×10^{-2} g/mL 或 4.0×10^{-2} g/mL 对离体家兔子宫呈短时间张力提高，几分钟后恢复正常，部分出现后抑制现象，而对频率、幅度影响小。体外试验证明，五灵脂对结核杆菌及多种皮肤真菌有不同程度的抑制作用；还有缓解平滑肌痉挛的作用，临床上也曾用于心绞痛。

4. 抗结核作用 能抑制结核杆菌，对小白鼠实验性结核病有一定的治疗效果。

十、没药

（一）主要化学成分

没药含树脂 25% ~ 35%，挥发油 2.5% ~ 9%，树胶约 57% ~ 65%，此外为水分及各种杂质约 3% ~ 4%。

（二）药理作用

对多种致病真菌有不同程度的抑制作用；树脂对雄兔高胆固醇血症有降血脂作用并能防止斑块形成。

十一、甘草

（一）主要化学成分

甘草根和根茎主含三萜皂苷，其中主要的一种俗称甘草甜素系甘草的甜味成分。此外甘草的叶含黄酮化合物：新西兰牡荆苷 – Ⅱ、水仙苷、烟花苷、芸香苷、异槲皮苷、紫云英苷、乌拉尔醇、新乌尔醇、新乌拉尔醇、乌拉尔宁、槲皮素 – 3, 3′ – 二甲醚、乌拉尔醇 – 3 – 甲醚、乌拉尔素、槲皮素、乌拉尔新苷等。

（二）药理作用

1. 肾上腺皮质激素样作用　甘草浸膏、甘草甜素、甘草次酸对多种动物均具有去氧皮质酮样作用，能促进钠、水潴留，排钾增加，显示盐皮质激素样作用；甘草浸膏、甘草甜素能促进皮质激素的合成；甘草次酸在结构上与皮质激素相似，能竞争性地抑制皮质激素在肝内的代谢失活，从而间接提高皮质激素的血药浓度；还有直接皮质激素样作用。

2. 调节机体免疫功能作用　甘草葡聚糖能增强机体免疫功能，对小鼠脾脏淋巴细胞有激活增殖作用。甘草酸类主要表现为增强巨噬细胞吞噬功能和增强细胞免疫功能的作用，但对体液免疫功能有抑制作用。

3. 抗菌、抗病毒、抗炎、抗变态反应作用　甘草黄酮类化合物对金黄色葡萄球菌、枯草杆菌、酵母菌、真菌、链球菌等有抑制作用。甘草甜素对人体免疫性缺陷病毒、肝炎病毒、水疱性口腔病毒、腺病毒Ⅲ型、单纯疱疹病毒Ⅰ型、牛痘病毒等均有明显的抑制作用。甘草具有皮质激素样抗炎作用，对小鼠化学性耳廓肿胀、腹腔毛细血管通透性增高、大鼠棉球肉芽肿胀、甲醛性大鼠足肿胀、角叉菜胶性大鼠关节炎等都有抑制作用。

4. 镇咳、祛痰作用 甘草浸膏片口内含化后能覆盖在发炎的咽部黏膜上，缓和炎症对它的刺激，达到镇咳作用。甘草还能通过促进咽喉和支气管黏膜的分泌，使痰易于咳出，呈现祛痰镇咳作用。甘草次酸、甘草黄酮、甘草流浸膏灌胃给药，对氨水和二氧化硫引起的小鼠咳嗽均有镇咳作用，并均有祛痰作用。甘草次酸胆碱盐皮下注射，对豚鼠吸入氨水和电刺激猫喉上神经引起的咳嗽，均有明显的镇咳作用。

5. 对消化系统的作用 甘草粉、甘草浸膏、甘草次酸、甘草素、甘草苷、异甘草苷能抑制胃液、胃酸分泌；在胃内直接吸着胃酸而降低胃液酸度；增加胃黏膜细胞的己精胺成分，保护胃黏膜，使之不受损害；促进消化道上皮细胞再生（如甘草锌）；刺激胃黏膜上皮细胞合成和释放有黏膜保护作用的内源性前列腺素。

此外，甘草还有解痉、保肝、镇咳、祛痰、解毒、抗心律失常、降血脂、抗动脉粥样硬化、抑制血小板聚集、抗肿瘤等作用。

第二章

身痛逐瘀汤的药理研究

一、镇痛作用

林氏等[1]为考察王清任五逐瘀汤的镇痛效果以及它们与西药镇痛效果的差异，进行了动物实验。实验方法：取健康小白鼠 70 只，随机分成 7 组，每组 10 只。分别记为 X1（生理盐水组，即对照组），X2（颅痛定组 0.25mL/10g，即西药组），X3（血府逐瘀汤组，0.3mL/10g），X4（膈下逐瘀汤组，0.3mL/10g），X5（少腹逐瘀汤组，0.3mL/10g），X6（身痛逐瘀汤组，0.3mL/10g），X7（会厌逐瘀汤组，0.3mL/10g）。灌胃给药 30 分钟后，给各组小鼠腹腔注入 0.6% 的醋酸溶液（0.1mL/10g），60 分钟后，再注入等量的醋酸，分别观察 30 分钟和 90 分钟后的扭体反应指标。结论①第一组（对照组）与各组均有明显差异，表明各组中药均有明显的止痛效果。②从扭体次数的指标结果得出：在较短时间（30 分钟）内，西药的效果明显优于各中药组，五逐瘀汤之间的效果无明显差异；而在较长时间（90 分钟）内，除会厌逐瘀汤效果较差外，西药的效果与其余各中药无明显差异。③从扭体出现最早时间的指标结果得出：30 分钟内，除血府逐瘀汤的效果较差外，西药与其余各中药组之间均无明显差异；90 分钟内，除会厌逐瘀汤效果稍差外，西药与其余各逐瘀汤之间也无明显差异。

二、对血液流变学影响

1. 对血小板的作用　正常机体内的凝血与抗凝血常保持动态平衡，血小板质和量的相对稳定对保证此平衡起重要作用。

葛争艳等[2]在体外用花生四烯酸诱导家兔血小板聚集，观察 8 个活血化瘀古方对血小板聚集性的影响。8 个活血化瘀经典古方四物汤、桃红四物汤、补阳还五汤、血府逐瘀汤、通窍逐瘀汤、少腹逐瘀汤、膈下逐瘀汤、身痛逐瘀汤药液，由西苑医院制剂室提供，浓度均为 2g（生药）/mL，用时稀释为 0.5g（生药）/mL。结果：血小板聚集抑制率膈下逐瘀汤组为（100±0）%，明显优于其他组，其次是身痛逐瘀汤和少腹逐瘀汤，抑制率分别为（92.1±2.2）%和（84.8±4.1）%，其他各组抑制率随剂量的升高而有不同程度增强。说明各古方均有不同程度的抑制血小板聚集作用，其中以膈下逐瘀汤、身痛逐瘀汤和少府逐瘀汤作用最强，其次是补阳还五汤和血府逐瘀汤。提示：此8个活血化瘀古方的抑制血小板聚集作用可能是治疗血瘀证的机制之一。

2. 对C反应蛋白、血浆纤维蛋白原等的作用　血液流变学是反应瘀血程度的一项客观指标，而血浆纤维蛋白质是影响血液流变学的一个重要因素，因此，血浆纤维蛋白原水平在一定程度上可以反应瘀血的轻重程度。

王氏等[3]在佐剂关节炎大鼠模型基础上，探讨纤维蛋白原含量在大鼠造模前后的变化规律，以明确与类风湿关节炎的关系；并以身痛逐瘀汤为载体，进一步探讨与类风湿关节炎的关系，从而为身痛逐瘀汤治疗类风湿关节炎提供更为有力的科学依据。方法：采用动物造模法。在中药干预2周后分别测定血浆纤维蛋白质在以上3组的含量，同时分别测定3组的C反应蛋白、血沉、关节炎指数。结果：（1）造模成功后，在大鼠体重、右后踝关节周长、关节炎指数方面，空白组与模型组及中药组之间差别明显，$P<0.05$，差异有统计学意义，模型组与中药组之间无明显差别，$P=0.353$，差异无统计学意义。（2）中药治疗后，空白组、模型组、中药组3组之间的纤维蛋白原、血沉、关节炎指数均有明显差异，P均<0.05，差异有统计学意义；在右后踝关节周长方面，模型组与空白组、中药组差异明显，P均<0.05，差异有统计学意义，空白组与中药组差异不明显，$P=0.244$，差异无统计学意义；三组之间的体重在统计学方面无明显差异，P均>0.08，差异无统计学意义。（3）相关性方面，中药干预2周后，纤维蛋白原与血沉呈正相关，相关系数为0.74，二者之间显著相关（$P=0.014$）；纤维蛋白原与C反应蛋白呈正相关，相关系数为0.714，二者之间显著相关（$P=0.020$）；纤维蛋白原与关节炎指数呈正相关，相关系数为0.808，二者之间显著相关（$P=0.0050$）。结论：实验证明，身痛逐瘀汤能够有效地降低佐剂关节炎大鼠的关节炎指数、C反应蛋白、血沉、纤维蛋白原水平，说明身痛逐瘀汤能够使佐剂关节炎大鼠的血液流变性得到有益的改善，这可能就是临床使用身痛逐瘀汤治疗类风湿关节炎的客观药理学指标之一。

参考文献

［1］林莉，张仲一，高岚．王清任五逐瘀汤镇痛效果的数理统计研究．数理医药学杂志，1997，10（4）：383．

［2］葛争艳，林成仁，周亚伟，等．活血化瘀经典古方对家兔血小板聚集性的影响．中国中西医结合杂志，1994，14（8）：489．

［3］王锦波，安莉萍．身痛逐瘀汤对佐剂关节炎大鼠纤维蛋白原水平的影响．新疆中医药，2008，26（2）：9．